혈관오염을 막자

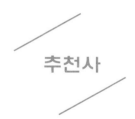

원인 없는 결과는 없을 것이다. 우리 인체도 마찬가지다. 잘못된 식생활의 결과로 병이 났건만 그 원인인 음식물은 도외시하고 결과만 가지고 질병을 다스리려는 소위 대증요법으로 다스리려 하지만 인체의 자연 생리기능을 오히려 약화시킬 뿐이다. 자기 꾀에 자기가 넘어가는 일, 즉 비자연식으로 자연을 등지고 살면 반드시 그 보복을 받을 수밖에 없다. 금방자기 꾀에 넘어간다라고 했는데, 그 일례를 짚어보겠다. 현미를 깎아 백미로 만드는 일, 딸기나 토마토를 설탕에 찍어 먹는 일, 비교적 짧은 거리도 걷지 않고 자동차를 타고 다니는 습관, 고기가 맛있다고 과식하는 일, 중대한 과오를 모르고 맛있는 음식만 찾는 일, 소화가 안 된다고 섬유질을 도외시하는 일, 힘들고 재미없다고 운동하지 않는 일, 감기 기운이 있다고 감기약을 먹는 일, 소화가 안 된다고 소화제를 먹는 일, 항생제를 무분별하게 상용해 장내 유익균을 사멸 시켜 장내 환경을 악화시키는 일 등 건강을 잃게 하는 요인이 어디 한두 가지이겠는가?

그런데 자연에 순응해 사는 야생동물은 병이 없다. 그들은 절대 자연을 등지고 살지 않는다는 사실에 그 답이 있다. 즉, 자연에 위배되는 행위를 하지 않는다는 사실 때문이다.

우리 모두는 자연에 순응하면서 자연친화적인 사고방식으로 살아가야할 것이다.

다시 한 번 강조하지만,

이 책의 필자는 36년간이나 자연의학을 연구하고 있는 '건강전문가'로서 우리가 겪고 있는 모순된 사회상을 신랄하게 비판하고 있다. 우리 모두는 이분의 비판이 옳다고 평가한다면 따라야 할 것 같다. 주관 없이 대중의 판단에 휘둘려 동조한다거나, 대중매체의 '먹방'에 기분이 들떠 맞장구를 치다가는 어느 날 자신도 모르는 사이에 다시는 헤어날 수 없는 나락의 늪에 빠져들 수도 있다는 점을 간과해서는 안 될 것이다.

오늘날의 현대의학은 비가 새는 집을 수리하는(병이 든 자를 치료하는 것에 비유) 데 있어 방 천정만을 뜯어내고 다시 도배하지만(대증요법에 비유), 이 책의 필자는 실제 근본적인 치료야말로 옥상에 올라가 비가 새는 곳을 차단하는 일(병의 원인을 제거하는 것에 비유)이라고 강조한다. 추천서를 쓰는 본인도 본받을 만하다고 생각한다.

어둠 속에 횃불을 밝히고 이 현대사회의 실상을 적나라하게 풍자하고 신랄하게 비판하는 이분을 따르는 것이 옳다고 생각하면서 이 책의 일독을 권하는 바이다.

이학박사 신은주
(주) 제넥신 임상기획실 책임연구원

　필자는 얼마 전 '면역력, 식생활로 정복하라'란 책을 쓰기 위해 자료수집
차 국민건강보험공단을 방문한 적이 있다. 그때 수집한 자료에 따르면
2013년도의 통계로 볼 때 전국의 고혈압 환자의 수는 약 551만 명으로
밝혀졌고, 당뇨 환자의 수는 약 250만 명에서 500만 명인 것으로 추산하
고 있다고 한다. 이 두 가지 병들의 환자 수를 합치면 약 750만 명에서
1,000만 명이나 된다. 하지만 더 큰 문제는 이 병들의 예비 환자도 이 정
도로 된다는 보고가 있어 큰 충격을 주고 있다. 그러니까 이 병들의 예비
환자까지 합치면 약 1,500만 명에서 2,000만 명이나 된다는 보고가 있다.
이에 필자는 이러한 질병의 예방과 자연 요법을 강조하고자 이 책을 쓰게
되었다.

　첨단 의학이 급속도로 발전하고 있는 이 시대에 자연의학이 웬 말인가?
라고 말할 수도 있겠지만 하루가 다르게 급속도로 발전하는 현대의학도
질병은 예방이 안 되고, 질병에 대한 치료 또한 진전이 없는 것이 오늘날
의 현실이다.

　마치 돌이라도 소화될 것같이 착각하면서 날마다 시행착오를 반복하면
서 생활하는 오늘날의 일부 젊은이들! 그들은 자신들의 젊음이 영원할 것
이라고 착각하지만 절대 그렇지 않다. 젊어서 혹사당한 장기(臟器)는 짧게
는 10년, 길게는 30년이 흐르면서 중대한 기로에 서게 된다는 사실을 절
대 망각해서는 안 된다. 일찍부터 건강에 관한 공부를 해야 나중에 자신뿐

5

아니라 자신의 2세까지도 건강하게 된다는 사실을 말이다.

자, 그렇다면 병은 왜 생기는가? 자연의 원리에 벗어나는 생활을 하기 때문이다. 우리가 먹는 먹거리가 비록 합법적으로 생산되었다 하더라도 몸을 서서히 망가지게 하는 식품은 사지 말아야 한다는 말이다. 비록 '판도라의 상자'가 열려 온갖 질병이 쏟아졌지만 그래도 희망은 남아 있지 않은가! 프랑스의 위대한 사상가 장자크 루소는 "인간이여, 자연으로 돌아가라"고 설파했다. 또 독일의 시인 괴테는 "인간은 자연으로부터 멀어질수록 질병에 가까워진다"고 역설했다. 자연으로 돌아가면 다시 소생할 수 있는 희망이 있다. 다시 말해 병의 원인이 되는 비자연식을 철저히 배제하라는 말이다.

원인 제거도 없이 시행착오를 반복하는 식생활을 하면서 병이 생기면 약을 찾는 악순환의 고리를 과감하게 끊어야 한다. 그러지 않고서는 결코 질병에서 해방될 수 없을 것이기 때문이다. 다시 말해 약이란 우리 몸과는 어울리지 못하는 이물질(異物質)이라는 것이다.

성현 공자는 생강을 상식(常食)하였고, 타임지는 마늘을 대서특필하지 않았는가? 그것들이 다 약이기 때문이다.

이런 말이 있다. 병이 나면 병을 고칠 것이 아니라, 그 사람의 식습관과 생활습관을 바꿔야 한다는 말이 그것이다. 잘못된 식습관과 생활습관을 계속하여 발생한 질환을 약이나 의사가 고쳐줄 수 없다. 다시 말해 질병을 약으로 다스리는 시대는 지나간 것이다. 오로지 좋은 식습관과 생활습관만이 생활습관병을 치유할 수 있기 때문이다.

비자연식과 식품첨가물이 난무하는 이 시대에 먹을 것과 그렇지 않는 것을 분명히 가릴 수 있어야 할 것이다. 타임지에서 '10대 불량식품'을 제시한 지도 꽤 오래되었건만 우리는 미처 그것을 의식치 못하고 혀가 요하는 맛에 취해 하루하루의 작은 행복에 의지해 살아가고 있지만 그것이 쌓여 큰 행복이 될 수는 없다.

실제로 필자가 사는 이웃에 전도유망한 40대 청년이 살고 있었다. 얼마

전 심한 피로를 느낀다면서 피로를 풀 수 있는 약을 복용했지만 아무런 소용이 없었다. 그 후 얼마 있다가 뇌출혈로 사망했다는 비보가 들렸다. 5 (평일) : 2(휴일)의 틀에 얽매인 40대 이후의 젊은이들! 그들은 건강에 대한 관심에는 별 반응이 없다. 과연 그래도 될까? 우리 모두는 '가랑비에 옷 젖는다'라는 말을 결코 무심코 넘겨서는 안 될 것이다. 현재 보이는 만족과 즐거움만을 추구한다면 결과는 이미 나와 있는 셈이다.

누군가 이런 말을 했다. "아무리 건강에 좋다고 모래야 씹을 수 있나?"라고 했다. 하지만 사실 모래와 같은 맛이 아닌, 맛있는 자연식이 주변에 얼마든지 있다. 단지 그런 사실을 간과한 채 맛집이나 비자연식에 젖어 살아가고 있는 것이 문제인 것이다.

다시 말해 평범하게 차린 식단이 곧 약이 되는 철학이 필요한 것이다.

아무쪼록 이 책이 독자들의 건강에 조금이나마 도움이 되었으면 하는 마음이다.

2020년 2월
저자

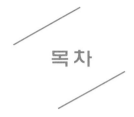

목차

건강의 1등공신들

1장

건강을 잃으면 모든 것을 잃는다

1. 건강을 잃지 않기 위해 꼭 실천해야 할 사항

(1) 금연

흡연은 폐에 쓰레기를 폐기하는 꼴이므로 절대 있어서는 안 될 것이다.

(2) 금주

적당한 음주(1회에 약 20ml)는 혈액 순환에 좋다고 하나 이를 지키는 경우는 거의 없고, 더구나 음주 시 함께 먹은 과량의 안주는 고혈당을 유발하므로 혈관에 치명적이다.

※ 레드와인은 마셔도 되지 않을까?

모든 음식은 섭취하여 소화되려면 효소, 특히 소화효소가 필요하다. 여기서 언급하고자 하는 레드와인 역시 음식이므로 마셔서 소화시키려면 소화효소가 필요하게 된다. 우리가 레드와인을 마시는 이유는 포도껍질에서 나오는 식물영양소로 알려진 폴리페놀(polyphenol) 성분인 레스베라트롤(resveratrol) 때문이다. 레스베라트롤의 항산화작용 때문에 우리는 이 레드와인을 자주 마시는 경향이 있다. 이 레스베라트롤의 효능을 보기 위해 자주 그리고 많이 마시는 경향이 있지만, 그것은 좋지 못한 음주 습관일 뿐이다. 이것도 알코올이고 이 알코올을 분해 및 소화시키려면 그에 상응하는 효소가 반드시 필요하게 된다는 사실을 망각하지 말아야 할 것이다. 물론 소량 마시는 것은 별 영향을 안 주겠지만 레드와인이 좋다는 생각에 벌컥벌컥 마시다가는 낭패를 볼 수도 있을 것이다. 우리는 항상 레드와인에 함유된 폴리페놀의 항산화 효과보다 불필요하게 소화효소가 소모되지 않는가라는 관점도 따져봐야 할 것 같다.

참고로, 술은 세계보건기구(WHO) 산하 국제암연구소(IARC)에서 1급 발암물질로 규정하고 있다는 사실을 인식한다. 그래서 스트레스 해소 차원이 아닌 단순히 레스베라트롤이나 안토사이아닌과 같은 폴리페놀 계열의 식물영양소의 매력에 끌린다면 블루베리, 블랙베리[복분자], 아사이베리, 블랙초코베리[아로니아] 등과 같은 베리류를 선택해보는 것도 좋을 듯하다.

(3) 운동 부족을 주의(운동에 관해서는 부록을 참조한다.)

운동이 부족하면 체내에 산소가 부족해진다. 체내에 산소가 부족해지면 세포가 변화를 일으켜 무산소 상태에 처한다. 이때의 세포의 핵은 암세포의 핵과 일치하게 된다고 독일의 생화학자이자 노벨 생리의학상 수상자인 오토 바르부르크(Otto Warburg) 박사가 밝혔다. 즉, 체내에 산소가 부족하면 신진대사가 원활치 못하게 되므로 발암물질이 제대로 배출되지 못하고 체내에 쌓여 암을 유발하게 되는 것이다.

(4) 차가운 식품의 섭취를 삼간다.

우리의 인체는 체온이 떨어지면 혈액이 굳게 되고, 혈관도 좁아진다. 따라서 혈관이 막히는 상태가 된다. 이런 상태는 엄청난 위험 신호가 발생한 상황이 된다. 우리의 선조들은 항상 몸을 따뜻하게 하여야 한다라는 말을 자주 한다. 체온 저하가 면역력을 떨어뜨려 감기를 비롯해서 각종 질환의 시발점이 된다는 사실을 알고 있었던 것이다. 체온이 상승하면 혈류가 원활하게 되면서 세포에 산소와 영양소를 원활하게 공급할 수 있게 된다. 이렇게 되면 인체의 각종 장기(臟器)와 조직은 그 기능이 강화될 것이기 때문에 노폐물이 원활하게 배출되면서 혈액이 정화될 것이다. 이런 상태가 되면 면역을 담당하는 백혈구가 활동을 강화하게 되어 체온이 상승하게 되는 것이다. 그래서 평소 체온 1도를 높여 면역력을 5배로 끌어올리는 일을 게을리하지 말아야 할 것이다. 그러기 위해서는 우선 찬 음식부터 삼가는 습관을 들여야 할 것이고, 특히 냉장고의 음식은 데워서 먹는 습관을 들이는 것도 한 방법일 수 있다. 어디 냉장고 음식뿐이겠는가! 청량음료, 빙과류, 냉커피, 얼음물, 찬 맥주 등의 차가운 음식은 우리의 혈행을 나쁘게 하면서 36.5도 이하로 떨어뜨린다. 36.5도 이상으로 올려 면역력을 키워 건강한 신체를 만들어야 할 판국에 무의식적으로 찬 음식을 먹는 악습에 젖어버린 것이다. 암세포는 저체온과 설탕을 기반으로 성장한다는 사실을 항상 기억하자. 암세포는 체온이 35도로 떨어지면 생육 환경이 급상승한다고 한다.

차가운 음식을 섭취하여 몸이 차게 되면 암세포가 활발하게 움직인다. 암세포는 섭씨 35도일 때 가장 활발하다. 즉, 저체온인 사람은 암에 걸리기 쉽다는 말이다. 특히 냉장고 물통은 그 온도가 섭씨 5도 정도로, 맛으로 느끼면서 마시기에 제격이다. 우리가 하루에 물을 2L 정도 마셔야 하는데 이때 이 맛좋은 냉장고 물통만 마시다가는 자칫 낭패를 볼 수 있음에 주의해야 할 것이다. 이런 습관은 체온 저하의 주요 원인이 되어 신체에 미세한 변화가 계속 나타나게 되므로 경각심을 가질 필요가 있다. 따라서 평소 따뜻한 물, 특히 생강차 등 체온을 높일 수 있는 물을 자주 섭취하여 체온이 36.5도 이하가 되는 일이 없도록 해야 할 것이다. 체온 상승은 곧 면역력을 상승시키는 것이기 때문이다. 평소 손발이 차고 체온이 섭씨 36도나 그 이하 또는 35도 가까이 되는 경우는 암세포의 공격을 받을 가능성이 높아지는데, 이것은 암세포가 35도 정도에서 활성화하기 좋은 환경이기 때문이다. '체온 1도를 올리면 면역력이 5배로 높아진다'는 말이 있지 않은가! 따라서 우리는 평소에 항상 몸을 따뜻하게 유지하는 생활습관을 들일 필요가 있다.

(5) 백미, 백설탕, 백 밀가루와 같은 3백 식품을 금지한다.

예컨대 백미의 영양가는 5%밖에 없다는 사실을 인식한다. 흰 쌀밥은 당지수가 무려 92나 되므로 먹지 않도록 하는 것이 현명할 수도 있고 백설탕은 만병의 근원을 만드는 그야 말로 불량식품인고로 피해야 하고 밀가루는 표백제와 식품첨가물이 함유돼 있으므로 밀가루음식도 피해야 할 것 같다.

(6) 입으로 호흡하지 않는다.

일명 구강호흡이라고 부르는 입으로 하는 호흡은 선천적인 구강 구조로 인해 입이 벌어지고, 비염이 있는 경우 코 호흡이 불편하기 때문에, 그리고 무의식 중 습관적으로 입으로 호흡하게 되는데 이럴 경우 세균도 들어오고 구강도 건조해진다. 입으로 호흡하면 면역력을 떨어뜨리고 많은 질병을 유발하는 원인이 된다.

(7) 과식 금지(과식에 관해서는 8장 과식과 활성산소 항목을 참조한다.)

과식은 활성산소가 대량으로 발생하게 되어 노화를 재촉하고, 체내의 소화효소뿐 아니라 대사효소도 부족하게 된다. 그 결과 인체의 장기와 조직의 기능을 떨어뜨려 인체를 병들게 하고 수명도 단축시킨다. 즉, 과식으로 효소가 부족하게 되면 각각의 세포에 영양 흡수와 산소 결합 능력이 약화되고 노폐물이 축적되어 영양 대사 활동이 원활히 되지 않게 된다. 또 혈액이 위장에 집중돼 근육, 뇌, 간으로 가는 혈액이 감소돼 체온도 떨어진다. 체온이 강하하면 면역력이 약화되어 각종 질환에 노출되기 쉽게 된다.

평소 우리는 불량한 식습관으로 많은 독소를 유입시키는 방법은 '기가 막히게(?)' 잘 알면서도 정작 체내에 쌓여 있는 독소를 처리하는 데는 미숙하다. 다시 말해 불량한 것들을 무분별하게 섭취하여 발생한 독소의 배출에는 서투르다는 것이다. 투입량이 많고 배출량이 적으면 그만큼의 배출

안 된 투입량이 독소로 변해 고스란히 '안방 차지(?)'를 하게 되는 것이 아닌가! 이 문제를 어떻게 해야 할까!

고대 그리스의 수학자 피타고라스는 '사람은 과식 때문에 병이 생긴다. 그러므로 가능한 한 소식하여라. 그러면 네 몸이 건강해질 것이다'라고 했다고 한다. 우리는 이 현인의 말을 다시 한 번 곰곰이 생각해봐야 할 것이다.

⑻ 체내에 독성 물질이 쌓이지 않도록 한다.

다시 말해 몸을 매일 청소하라는 말이다. 예컨대 변비 등으로 인해 체내에 숙변이 쌓이지 않도록 한다. 변비는 장내 환경을 악화시키는 최악의 요인이다. 가령 음식물 찌꺼기의 배설이 늦어지면 변이 대장에 오래 머물게 되어 대장 안에는 소화되지 않은 노폐물이 쌓이게 된다. 그런데 대장의 온도는 섭씨 37도 정도로 소화되지 않은 찌꺼기가 부패하기 좋은 온도이다. 이렇게 되면 황화수소, 암모니아, 스카톨, 아민류 등의 독소와 가스가 대량으로 발생한다. 간에서 이러한 독소들을 어느 정도 해독하지만, 남은 독소는 혈액을 오염시키고 신진대사를 원활하게 이루지 못하게 한다. 그 결과는 불을 보듯 명확하다. 동맥 경화도 생기고, 이상지질혈증도 생기고 당뇨도 발생한다. 이게 바로 노화를 촉진하는 것이다.

⑼ 엿, 과자, 사탕 등의 단순당을 피한다.

은행 등 관공서에 가보면 창구에 사탕이 든 통이 있다. 공짜니까 그리고 단맛이 나니까 몇 개씩 먹는 사람이 있다. 이러한 습성이 있는 사람은 단순당이 얼마나 인체에 악영향을 미치는지 관심이 있을 리 만무하다. 또한 시장, 특히 과자나 엿 파는 가게를 기웃거리기도 한다. 맛만 챙기고 그 결과는 나 몰라라 한다. 그게 어디 나 몰라라 할 일인가? 이러한 사소한 습관 때문에 우리는 짧게는 3년, 길게는 10년 만에 중대한 기로에 서게 된다. 어디 이러한 단순당뿐이겠는가? 그야말로 주변이 온통 단맛 천지다. 어떻게 이런 일을 피할 수 있을까? 이런 속담이 있다. '눈에서 멀어지면 마음에도 멀어진다' 다시 말해 '안 보면 잊어버린다'는 말인데, 이 속담대로 따르면 될 일이다. 즉, 그러한 요인을 피해야 한다는 얘기다. 오로지 피할 수 있는 의지가 있느냐, 없느냐가 답인 셈이다. 우리는 악습, 즉 나쁜 생활 습관을 피할 수 있는 지혜를 길러야 한다.

⑩ 수면 시간이 부족하지 않아야 한다.(수면 문제는 부록을 참조한다.)

하루에 적절한 수면 시간은 7시간 반이라고 한다. 따라서 우리는 이 기준에 맞춰서 생활하는 원칙을 정해야 할 것이다.

⑪ 스트레스가 쌓이지 않도록 한다.(스트레스 문제는 6장 9. 스트레스와 혈관 오염 항목을 참조한다.)

스트레스는 당뇨뿐 아니라 암도 유발할 수 있다. 스트레스가 암을 유발할 수 있는 이유는 첫째, 스트레스를 받으면 교감신경이 긴장하게 되는데, 교감신경이 긴장하면 활성산소가 발생해 세포가 파괴되면서 세포의 증식 유전자에 이상이 생겨 암세포가 발생하는 것이고, 둘째, 교감신경이 긴장하면 혈행이 나빠지게 되면서 조직에 노폐물과 발암물질이 쌓이게 되며, 셋째, 림프구 수를 감소시켜 암세포의 감시 기능이 저하되면서 암세포의 증식이 나타나는 것이다.

결론적으로 말해서 스트레스는 우리의 텔로미어(부록을 참조한다.)를 짧게 만들어 조기 사망에 이르게 할 수 있는 요인이 되기 때문에 평소 스트레스가 발생하지 않는 환경을 조성해야 하고 또 스트레스가 발생하더라고 그 해소 방안을 조기에 찾아 처리해야 한다.

⑫ 장시간 같은 자세로 있지 않는다.

장시간 같은 자세, 대체로 90분 이상 동일한 자세로 있으면 혈류(血流)가 정체되고 혈전(血栓)도 발생한다는 통계가 있으므로 혈류가 정체되지 않도록 자주 스트레칭을 해주는 것이 바람직 할 것이다.

⒀ 자외선에 주의한다.

특히 자외선으로 눈에 영향을 받지 않도록 항상 신경 쓴다.

⒁ 청량음료, 인공 감미료를 피한다.

⒂ 아이스크림, 버터, 전유를 피한다.

⒃ 불에 구운 고기, 가공육, 대량 생산된 쇠고기나 돼지고기를 피한다.

⒄ 인스턴트식품과 가공식품을 피한다.

칼로리만 높고 영양가는 없는 이런 식품류는 섬유질, 비타민, 미네랄 등
이 거의 없기 때문에 소위 '헛껍데기 식품'으로도 불린다. 우리는 이런 식
품류를 의도적으로 피해야 한다.

⒅ 불고기 구이에서 검게 탄 것, 빵에서 검게 탄 부분 등 검게 탄 부분
이 있는 음식은 피한다.

특히 불에 구운 육류는 발암물질(벤조피렌)이 잘 생기므로 삼가는 것이
좋다.

⒆ 맵고 짠 음식은 자제한다.

우리는 김치, 된장, 고추장, 간장을 비롯해 인스턴트식품, 가공식품 등의
섭취에 습관화 돼버렸기 때문에 음식을 싱겁게 먹을 수가 없게 되었다. 과
량의 나트륨을 섭취하게 되는 맵고 짠 음식은 서구화식단보다 건강을 더
악화시킨다고 한다.

⒇ 훈제 식품, 가공 식품, 여러 번 튀긴 기름, 산화한 기름, 트랜스지
방, 포화지방, 고단백식품, 고지방식품 등의 섭취를 삼간다.

특히 상기한 불량 지방은 장에서 유해균의 먹이가 되어 우리의 장내 환
경을 극도로 악화시키면서 대사를 교란하여 비정상적인 환경, 즉 질병이
침범할 수 있는 상황이 발생하게 된다. 또 과량의 지방 섭취는 담즙 분비
를 촉진시켜 대장암을 발병시키는 원천이 되기도 하므로 평소 기름이 자

르르하게 흐르는 음식을 먹지 않는 것이 현명하다. 그러므로 기름을 먹는다면 오메가-3 정도는 필수적으로 먹어야 하는데 이 기름은 체내에서 생산이 안 되는데다가 이 기름에 함유된 EPA와 DHA의 효능 때문이다. 그 외 참기름 정도 소량 섭취하는 것이 좋고 올리브유와 아보카도 오일도 좋을 것이다.

⑵ 몸이 아프면 무조건 약부터 찾는 습성을 과감하게 버려야 한다.

우리 인체는 자연치유력이 80%나 되기 때문에 중병이 아닌 한 웬만한 질환은 스스로 낫게 돼 있다. 소식을 한다든가 1일 단식을 한다든지 하면서 물만 먹으면 저절로 나을 수 있기에 약부터 찾는 습성을 들이지 않는 사고방식이 중요하다. 뭔가 잘못 먹어서 체내에 독성 물질이 배설되지 않아서 질병이 생길 수 있기 때문에 물만 먹으면서 단식만 해도 치유될 수 있다.

그리고 약이란 우리 인체에는 어울리지 못하는 이물질(異物質)이란 인식을 항상 가져야 할 것이다. 약 오래 먹고 부작용 없는 경우가 있던가?

⑿ 항생제의 남용을 피한다.

가정에 항생제를 상비약처럼 두고 섭취하는 경우가 있는데, 이는 면역력을 약화시켜 오히려 병을 악화시킬 뿐 아니라 장내 서식하는 유해균은 물론이고 유익균까지 모두 사멸시키는 것이다. 이로 인해 장내 환경은 급속도로 악화되어 면역력은 바닥에 떨어지고 만다. 질병이 생기지 않을 리가 만무한 것이다. 항생제 남용을 반드시 금지해야 할 이유가 바로 여기에 있는 것이다.

2. 섭취 권장 영양소

⑴ 칼슘

마그네슘과 함께 심장, 혈관의 근육세포를 조정한다. 칼슘은 혈관 세포를 수축하여 혈압을 상승시키고 마그네슘은 혈관을 완화하여 혈압을 강하하는 역할을 한다. 이와 같이 두 원소의 균형이 좋아야 혈압이 정상으로 유지된다. 이것은 비타민 D와 같이 섭취하면 흡수가 좋아진다. 칼슘이 함유된 식품으로는 말린 새우 20g에 1,420mg이 함유되어 있다. 또 견과류에도 많이 들어 있는데, 특히 아몬드에는 100g당 234mg이나 들어 있고, 뱅어포에는 100g당 1,000mg이나 들어 있다. 그 외 참깨, 우유, 치즈, 무의 잎, 두부, 해조류 등에 들어 있다. 멸치에도 물론 칼슘이 들어 있지만 건조 과정에서 일기가 불순할 경우 과량의 소금을 사용하는 경우 나트륨도 많으므로 주의한다.

※ 칼슘의 기능

칼슘은 인체의 구성 성분으로서 약 2% 정도를 차지하고 있는데, 99%에 해당하는 체내 칼슘의 대부분은 골격과 치아에 존재하고 극히 일부에 해당하는 1%가 세포와 세포 내외의 체액에 존재하면서 신체의 생리 조절 기능을 담당하고 있다.

칼슘의 기능을 살펴보면 대사 작용, 세포 분열, 심장 질환, 신장 기능, 치매, 노화, 백혈구의 탐식 작용, 고혈압, 수정(受精), 혈액 응고, 동맥 경화, 뇌졸중, 근육 수축 등에 관여하는 것으로 알려져 있다.

※ 한국인은 대체로 칼슘 부족 상태에 있다

현대인은 대체로 영양 과잉 상태에 놓여 있는 상태이지만, 그럼에도 반드시 필요한 미네랄인 칼슘은 권장량에 비해 매우 부족하다. 2011년 현재 통계에 따르면 국민의 칼슘 섭취량은 권장량의 72% 수준에 그치고 있다고 한다. 소아청소년의 경우 남아가 510mg, 여아가 431mg으로 상당히 부족한 실정이라는 것이다.

아이들의 칼슘 섭취는 우유 등의 유제품이 35% 수준인데, 이것은 한국인에게는 '유당 불내증' 체질이 많아 우유를 적게 마시고 있는 것으로 나타났다. '유당 불내증'이란 한국인의 장이 우유 속의 탄수화물인 유당을 제대로 소화해내지 못하는 현상으로 우유를 마실 경우 가스를 동반한 복통, 설사가 나타나는 현상을 말한다. 이와 같은 '유당 불내증'은 대체로 10회 정도 우유를 소량씩 자주 마셔 훈련하거나 요구르트나 치즈 등의 유제품으로 대체하면 쉽게 극복할 수 있을 것이다. 그러나 우유에 칼슘 함량이 많은 것은 확실하지만 이 칼슘의 흡수를 돕는 마그네슘이 일정량 들어 있지 않으면 우유의 칼슘도 무용지물이 되고 만다. 즉, 뼈의 밀도를 높여주는 칼슘과 뼈의 강도를 높여주는 마그네슘이 2 : 1의 비율이 돼야 하는데, 우유 중의 칼슘 함량에 비해 마그네슘의 함량 비율은 턱없이 부족하다고 한다. 그러므로 마그네슘이 부족하여 칼슘이 전부 흡수되지 못하게 된다. 게다가 인의 함량이 너무 많다는 것도 문제가 된다. 즉, 칼슘과 인은 많고, 마그네슘은 적게 포함돼 있다는 점이다. 그러므로 칼슘이 제대로 흡수되지 못하게 되는 것이다.

사실 우유는 산성식품이고, 포화지방이 많고, 송아지가 먹는 식품이라는 점을 기억해야 할 것이다. 그러므로 칼슘을 섭취해야 하는 차원이라면 차라리 우유 외의 칼슘 함유 식품을 선호하는 게 더 낫고, 마그네슘도 녹색채소, 콩, 견과류, 씨앗 등에서 찾는 게 좋을 것이다. 따라서 이런저런 이유로 차라리 우유를 대신해서 두유를 마실 것을 권장하고 싶다.

또한 젖소의 전염병 예방을 위해 항생제를 먹인 젖소의 우유에서는 항생제가 검출된 사례가 있으므로 불안할 수밖에 없다. 그러므로 칼슘의 공급원을 말린 새우, 두부, 순무의 잎, 굴, 말린 멸치, 뱅어포, 미역, 다시마 등에서 찾는 것이 더 현명한 판단일지도 모른다. 말린 새우 20g에는 1,420mg의 칼슘이 들어 있다.

칼슘이 부족하면 골다공증, 구루병[골연화증], 뼈가 휘는 증상 등이 발생할 위험이 높으며 관절염이나 우식증에도 걸리기 쉽다. 그러므로 평소 시금치와 브로콜리와 같은 짙은 녹색 채소, 두부, 멸치 등을 자주 섭취하는 것이 좋다.

성인인 경우 하루 700mg의 칼슘을 권장하고 있지만 골다공증의 위험성 때문에 하루 약 1000~1500mg을 권장하고 있다.

칼슘을 제품으로 섭취할 경우 흡수가 원활하지 못하고 흡수가 되더라고 칼슘 단일 성분만 섭취하게 되므로 이 방법을 지양하고 멸치볶음 2접시(390mg), 두부 반 모(360mg) 정도를 먹으면 하루 섭취량에 근접할 수 있다고 한다.

우리가 칼슘을 섭취할 목적으로 흔히 사골국을 먹는 경우가 있지만 사골국에는 칼슘보다 칼슘의 흡수를 저해하는 인 성분이 더 많고, 지방과 콜레스테롤도 많이 들어 있다는 사실을 절대 잊지 말아야 할 것이다.

따라서 평소 칼슘을 섭취할 수 있는 방법에는 무시래기, 무청, 고춧잎, 케일과 같은 채소류, 동태, 참치, 꽁치, 대하 등과 같은 어패류, 두부, 순두부와 같은 콩 제품, 미역, 다시마 등과 같은 해조류 등이 있다. 특히 무시래기에는 100g당 칼슘이 335mg이나 함유돼 있으므로 시래기나물로 만들어 먹으면 맛도 좋고 건강에도 크게 기여할 것이다. 이때 들깨가루로 나물을 무치면 그 맛이 일품이다.

평소 식사 때 주식을 줄이는 한편 부식을 여러 가지 섭취하면 칼슘을 원활하게 보충할 수 있을 것이다. 가령 추어탕 한 그릇에는 약 700mg의 칼슘이 들어 있고, 우거지국과 시래기된장국에는 약 300mg이 들어 있으며 메밀국수, 콩국수 등에도 200~250mg의 칼슘이 들어 있는 것으로 알려져 있으므로 종종 섭취하면 건강에 도움이 될 것이다.

또한 칼슘의 흡수를 돕도록 비타민 D를 함께 섭취하면 좋을 것이다. 햇볕을 20분 정도 쬐여도 체내에서 비타민 D가 합성이 되며 고등어, 참치, 꽁치와 같은 등푸른 생선, 달걀노른자 등에도 비타민 D가 풍부하게 함유돼 있다.

한편 알코올은 소장에서 칼슘의 흡수를 방해하고, 과량의 단백질 섭취는 소변 중 칼슘의 배출을 증가시키므로 권장량에 맞게 섭취한다.

⑵ 마그네슘

마그네슘은 우리의 인체에 수백 가지나 되는 생화학적 과정에 관여하는 필수 원소로서 '항스트레스 미네랄' 또는 '천연 진정제'라고도 불릴 정도로 흥분과 화를 가라앉혀 스트레스를 풀어준다. 신경 전달 기능에 관여하기 때문에 스트레스를 많이 받는 사람에게는 필수적인 영양소이다. 또한 300종 이상 효소의 작용을 활성화시키는 역할을 한다.

이 미네랄은 칼슘과의 균형이 맞아야 하는데, 칼슘의 1/2을 섭취하여야 한다. 평소 칼슘의 중요성을 인정하면서도 정작 마그네슘에 대해서는 소홀히 하는 일이 예사인 경우가 많다. 즉, 칼슘과 마그네슘의 비율을 2 : 1로 해야 된다는 것이다.

그러나 칼슘을 적정 비율 이상으로 많이 섭취하여 마그네슘이 부족해지면 부정맥, 동맥경화를 일으켜 심근경색으로 이어질 수도 있다는 것이다. 심장, 근육, 신경, 뼈 등 생식 기관을 포함한 우리 몸의 모든 세포들이 이 미네랄에 의존하고 있다. 이 물질은 체내에 0.05% 들어 있으며 주로 뼈와 치아에 칼슘과 공존한다. 평소 마그네슘이 부족한 경우는 식사 중에 채소와 과일이 덜 포함되고, 마그네슘이 4배나 많이 함유된 통곡류인 현미나 통밀로 만든 통밀빵보다 흰 빵이나 흰쌀 위주로 식사를 하기 때문이다. 당뇨병은 마그네슘을 결핍시키며, 음주를 하거나 카페인이 함유된 음료를 마셔도 이 미네랄의 손실을 가속화한다. 청량음료에 들어 있는 인산도 체내의 마그네슘을 몰아내는 역할을 하게 된다. 체내에 마그네슘이 부족하면 가벼운 활동에도 쉽게 피로를 느낄 수 있으며 심장의 박동이 비정상적이 될 수도 있다. 2007년 러닝머신에서 달리기를 하다가 불의의 사고를 당한 개그맨 K 씨도 운동 전 체내에 마그네슘이 부족했던 것으로 밝혀졌다. 마그네슘은 과일, 채소 등에 많이 함유돼 있으므로 평소 과일, 채소, 전곡을 많이 먹는 것으로도 권장량에 충분히 근접할 수 있다. 마그네슘이 함유된 식품으로는 두부, 옥수수, 나토, 아몬드, 바나나, 대두, 캐슈너트, 시금치,

보리새싹 등이 있다.

(3) 비타민 D

비타민 D는 칼슘의 흡수를 증가시켜 체액 내의 칼슘 농도를 일정하게 유지하여 골격 건강에 중요한 역할을 하며 골다공증 발생을 감소시켜준다. 우리가 햇볕을 쬐면 비타민 D가 체내에서 저절로 합성된다. 즉, 햇빛이 피부에 닿으면 콜레스테롤이 햇빛을 다른 물질로 변환시킨다.

이 물질이 혈관을 통해 간에 들어가면 비타민 D로 전환된다. 그 후 신장이 다른 물질을 이용하여 이 비타민 D를 활성화시킨다. 이것이 바로 비타민 D_3로 알려진 '칼시트리올(calcitriol)'이다. 이 물질은 칼슘과 인의 흡수, 뼈의 대사 작용, 신경근의 기능을 조절한다.

하지만 피부암 위험을 회피하기 위해 자외선 차단제의 사용이 보편화되고, 환경 공해 등으로 자외선 조사량이 줄어 많은 사람들이 비타민 D의 결핍 상태에 있다. 비타민 D는 골격의 성장과 건강에 매우 중요한 역할을 한다. 이 성분이 부족하면 골격은 연약해지고 형태가 비정상적이 되어 소아는 구루병을, 성인은 골연화증을 유발하게 된다.

따라서 평소 비타민 D_3 보충제를 섭취해야만 나이가 들어 비타민 D가 부족하지 않게 된다. 비타민 D가 부족하면 당뇨병, 우울증, 치매 등 각종 증상이 일어나기 쉽다. 또한 동맥 내부에 칼슘이 들러붙어 관상동맥 질환이 발생하기도 한다. 한국인 남성은 47%, 여성은 64%가 비타민 D 부족 증상을 보이고 있다는 통계가 있다. 또한 국내 청소년은 78%가 비타민 D 부족이라고 한다. 보충을 위한 최선의 방법은 오전 10시부터 오후 3시 사이에 신체의 1/4 정도를 약 20분간 햇볕에 노출시키는 것이다.

물론 자외선 차단 크림을 바르지 않은 상태의 기준이다. 또한 이 성분이 다량 함유된 정어리, 청어, 참치, 우유, 유제품, 달걀노른자, 간유, 버섯 등을 섭취하면 효과가 있다. 하지만 햇볕을 쬘 기회가 거의 없는 사람들, 특히 직장인들은 별도의 보충제를 복용해야 한다. 보충제를 구입할 때는 효과가 미미한 비타민 D$_2$보다는 몸에 바로 작용하는 활성 비타민 D$_3$(콜레칼시페롤 계열)를 선택한다.

이 제품은 체내 활성도가 다른 것보다 13~15배 높다. 단위는 600~2,000단위를 복용하는 것이 좋다. 최근 체내에 비타민 D 농도가 떨어지면 인슐린 분비가 원활하지 못해 당뇨의 위험이 높아진다는 결과가 나와 주목을 끌고 있다. 또한 전립선암의 발생 위험이 30~50% 높아진다는 보고도 있다.

⑷ 식물영양소(phytochemicals)

식물에 천연적으로 들어 있는 화합물로서 식물을 뜻하는 피토(phyto)와 화학을 뜻하는 케미컬(chemical)의 합성어이다. 이 물질을 섭취하면 건강에 좋은 효과를 주는 것으로 인식되고 있다. 노화의 주범인 인체의 산화를 막는 데 항산화 비타민보다 식물영양소의 역할이 더 중요하다는 연구 결과가 나와 주목을 끌고 있다.

20세기가 비타민의 시대였다면 21세기는 식물영양소의 전성시대라고 부를 만큼 수많은 식물영양소가 속속 등장하고 있다. 평소 우리는 채소와 과일을 많이 먹어라는 말을 자주 듣는다. 단순히 섬유질과 효소 때문인가? 그러한 성분이 함유돼 있는 사실 외에도 비타민과 미네랄 그리고 최근 크게 주목받고 있는 식물영양소 때문이다. 항산화 능력으로 볼 때 식물영양소가 비타민보다 훨씬 강력하다.

그렇다면 식물영양소란 무엇을 말하는가? 이것은 식물이 해충, 미생물, 곤충, 자외선 등 열악한 환경으로부터 자신을 보호하기 위해 만들어내는 생리 활성 물질로 짙은 채소와 과일에 많이 들어 있다. 대표적인 것으로는 토마토·수박의 라이코펜, 가지·적채·보라고구마의 보라색이나 포도나 머루의 검정색은 안토사이아닌, 콩의 제니스틴, 포도의 보라색은 레스베라트롤, 당근과 오렌지의 노란색은 베타-카로틴, 브로콜리의 설포라판, 강황의 쿠르쿠민, 녹차의 카테킨 등이 있다. 총 5,000여 종의 식물영양소 중 현재까지 1,000여 가지의 식물영양소가 발암 억제 효과가 있는 것으로 밝혀지고 있다.

식물영양소는 녹색, 주황색, 적색, 보라색, 백색 등 식물 고유의 색소에 함유돼 있는데, 인체에서 항산화, 항노화, 항염 작용을 하며 세포의 균형 성장, 해독, 면역 등을 돕는다. 이러한 역할 중 가장 주목을 끌고 있는 것이 바로 활성산소의 산화 작용을 막는 항산화 기능이다.

식물영양소의 작용과 관련해 세계보건기구(WHO)가 부른 일화가 있다. 바로 '프렌치 패러독스'가 그것인데, 고기와 유지방의 소비량과 심장병 사망률 간에는 분명한 상관관계가 있다고 지적하면서도 프랑스인들의 심장병 사망률이 타국에 비해 현저히 낮았던 사실을 알게 된 것이다. 이러한 사실을 두고 세계보건기구(WHO)가 '프렌치 패러독스'라고 불렀던 것이다. 그 후 프랑스인들은, 그 유명한 명칭이 그들이 일상적으로 마시는 레드 와인에 다량 함유된 식물영양소의 항산화작용 때문이라고 주장했던 것이다. 이로 인해 전 세계적으로 레드 와인 붐이 일어나게 된 것이다. '한국영양학회' 등에서는 이 식물영양소를 '제7의 영양소'라고 부르고 있다.

우리 인류는 '먹는 음식이 곧 약이다'라는 지혜를 터득한 것이다. 다시 말해 '의식동원(醫食同源)'의 진가를 인식한 것이다. 20세기에는 비타민이 그랬고, 21세기에는 식물영양소가 또 한 번 '의식동원'으로서 각광을 받게 된 것이다. 이 식물영양소는 특히 암을 예방하는 데 중요한 역할을 하는 것으로 입증된 연구 결과가 있다. 즉, 토마토의 라이코펜, 브로콜리의 설포라판, 아마씨의 오메가-3 지방산, 강황의 쿠르쿠민, 콩의 이소플라본, 마늘의 아릴설파이드, 녹차의 카테킨 등이 암을 예방하는 성분이라는 것이다. 식물영양소는 암 예방 외에도 해독 작용, 항염 작용, 항심혈관질환, 항노화, 면역력 증강 등 많은 효능이 있는 것으로 입증되고 있어 세간의 이목이 집중되고 있는 실정이다.

또 식물영양소는 스트레스를 해소하는 데 탁월한 효능이 입증되고 있으므로 평소 상기한 컬러색소를 매일 섭취할 것을 특히 강조하고 싶다. 그러니까 이런 컬러식품이 활성산소를 제거해 주게 되므로 질병 발생의 위험으로부터도 해방될 수 있을 것이다. 하기한 도표를 평소 식생활에 잘 활용하여 항상 건강한 생활을 영위했으면 하는 바람이다.

※ 색깔별로 분류한 식품의 성분, 효능, 공급원

색	대표적 식물영양소	효능	함유 식품
붉은색	라이코펜, 엘라그산, 안토사이아닌	전립선 건강, 노화 방지, DNA 건강, 혈관 건강, 면역력 증진	토마토, 수박, 석류, 딸기, 포도, 라즈베리, 크랜베리, 자두, 오미자, 복분자, 팥, 대추, 적색파프리카, 붉은색 고추, 체리
노란색	알파-카로틴, 베타-카로틴, 쿠르쿠민 헤스페리딘, 베타-크립토산틴	시력 개선, 피부세포 재생 심혈관 건강	당근, 호박, 옥수수 오렌지, 귤, 레몬, 고구마, 강황, 감, 자몽, 망고, 살구, 황도, 노란파프리카, 단호박
초록색	베타-카로틴, 에피칼로카테킨갈레이트(EGCG), 루테인, 제아잔틴, 아이소싸이오사이안산염, 설포라판	눈 건강, 노화 방지, 콜레스테롤 수치 개선	케일, 시금치, 브로콜리, 양배추, 시금치, 키위, 녹차, 오이, 셀러리, 부추, 매실, 아스파라거스, 완두콩, 피망
보라색	안토사이아닌 레스베라트롤	노화 방지, 시력 개선 항산화 작용	보라고구마, 적채(보라양배추), 보라양파, 보라옥수수, 가지, 블루베리, 적포도주, 포도, 오디, 자영감자
흰색	알리신 쿼세틴 사포닌 알리신	노화 방지, 심혈관 건강 증진 면역력 증진	마늘, 양파, 배, 연근, 감자, 인삼, 무, 버섯, 도라지, 더덕, 백도, 바나나, 생강
검은색	안토사이아닌	기억력 강화, 항암, 노화 방지, 항산화 작용, 면역력 강화, 뼈 건강	흑미, 검은콩, 검은 참깨, 미역, 다시마, 김, 블랙베리, 검정옥수수

※ 영양 덩어리 블랙 푸드(black food) 열풍

㉠ 검은콩

검은콩은 누런 콩과 비교할 때 식물성 여성호르몬인 아이소플라본이 4배 정도 많이 함유돼 있다. 이 호르몬은 여성의 에스트로겐과 비슷한 작용을 하면서도 유방암의 발병 위험을 감소시키는 작용을 한다. 검은콩에 다량 함유된 사포닌은 혈관에 과산화지질이 쌓이는 것을 막아준다. 또 불포화 지방산은 혈관 내 콜레스테롤이 쌓이는 것을 막아준다. 콩에 함유된 풍부한 단백질은 피부 탄력 섬유인 콜라겐의 재료가 되며 아이소플라본은 콜라겐 형성을 유도한다.

콩 속에는 식물성 단백질과 불포화 지방산이 풍부하게 함유돼 있는데, 특히 서목태, 서리태 등으로 불리는 검은콩 껍질에는 누런 콩 껍질에서는 발견되지 않는 글리시테인(glycitein)이라는 특수한 항암 물질이 들어 있음이 실험 결과 입증되기도 했다.

ⓒ 흑미

흑미에는 식물의 검은색에서 발견되는 '안토사이아닌'이 특히 풍부하게 함유돼 있다. 안토사이아닌은 암을 예방하고 면역력을 강화해주는 효과가 있는 것으로 알려져 있다.

또한 흑미에는 미네랄이 풍부한데, 특히 셀레늄과 같은 미네랄은 간세포를 활성화하고 항암작용도 있으며 항산화효소['글루타싸이온과산화효소'(8장 과식과 활성산소와의 관계 10. 활성산소 청소부 항목을 참조한다.)]를 만드는 기초물질인 것으로 알려져 있다.

ⓒ 흑호마[검은 참깨]

검은 참깨에는 안토사이아닌 외에 뇌 활성 물질인 레시틴이 특히 많이 함유돼 있다. 뇌 기능이 활성화되면 기억력과 학습 능력을 향상시킬 수 있다.

ⓔ 포도, 오디, 블랙베리

미 일리노이대학 의대의 연구진은 식물의 검은 열매 껍질 성분인 '레스베라트롤'이라는 항산화 성분에 관해 연구를 했는데, 그 연구 결과에 따르면 이 성분이 암이 생성되는 개시, 촉진, 진행과 같은 3단계에서 모두 차단 효과를 나타냈다고 한다. 국내의 한 전문가에 따르면 이 레스베라트롤이 암세포 증식을 촉진하는 특정 유전자의 신호 전달 과정을 조절해 암을 예방하며, 이미 손상된 세포도 회복시켜 준다고 한다.

※ '컬러푸드' 암 예방에 탁월한 효능 있다

암을 예방하기 위해서는 녹황색 채소보다 붉은색, 파란색, 자주색 등 컬러 푸드를 먹는 것이 더 효과적이라는 연구 결과가 나와 주목을 끌고 있다.

가지, 적채, 자영감자, 보라고구마, 보라옥수수 등에 함유된 식물영양소는 항산화 효과가 있는 안토사이아닌의 일종으로 암세포의 성장을 막을 뿐 아니라 정상 세포는 제외하고 암세포만 제거하는 효능도 있다. 실험 결과에 따르면 시금치, 당근 등 녹황색 채소에 함유된 안토사이아닌은 암세포의 성장을 50~80% 늦추는 데 그쳤지만 보라옥수수에서 추출한 안토사이아닌이 시금치의 안토사이아닌보다 9배의 효과를 냈다고 한다.

※ 새롭게 부각되고 있는 올리브잎의 식물영양소 올러유러핀(oleuropein)

올리브에 대한 관점은 대체로 올리브유에 국한되어 왔다. 그 시장 규모도 엄청난 것이 사실이다.

하지만 최근 올리브잎에 대한 효능이 새롭게 속속 밝혀지면서 올리브잎에 대한 시장 규모가 올리브유에 육박할 정도로 급성장하고 있는 것이다. 올리브잎에 함유된 항노화 물질인 올러유러핀이라는 식물영양소 때문이다. 이 올러유러핀 성분은 잎에 다량으로 분포되어 있는데, 열매에서 추출한 올리브유보다 무려 50배나 높은 항산화 능력이 실험 결과 나타난 것이다.

올리브잎추출액의 항산화 능력을 타 식품과 비교한 조사 결과를 보면, 1g당 비타민 C가 2,100, 포도껍질추출액이 5,500, 녹차추출액이 5,937, 포도씨추출액이 6,250인데 반해 올리브잎추출액은 10,465나 되는 ORAC(항산화 능력) 수치가 나온 것이다.

또한 올리브잎추출액 1g은 오렌지 50개에 해당하는 항산화 효과와 비숫한 결과가 나타난 것으로 알려져 있다. 올리브잎은 강력한 항산화 작용, 면역력 증강, 혈액 순환 개선뿐 아니라 만성 피로, 뇌졸중, 협심증, 심근경색증 등의 심혈관 질환, 고혈압, 이상지질혈증, 당뇨병, 감기, 헤르페스 감염, 곰팡이 감염, 피부 질환 등의 각종 질병 치료에 탁월한 효능이 있는 것으로 입증된 것이다.

3. 섭취 권장 건강식품

(1) 생강

〈본초강목〉에는 생강을 '거악생신(去惡生新)', 즉 악을 없애고 새로운 것을 나게 한다고 적고 있다. 여기서 '악'이란 냉한 것을 말하는 것으로, 냉한 것을 없애고 새로운 것을 나게 한다는 뜻으로 풀이할 수 있다. 생강은 항균 및 살균 작용으로 유해 물질을 제거하기도 하고, 식욕을 증진시키고 소화 작용을 돕는다. 또한 혈액 순환을 원활히 해 체온을 조절해주기도 한다.

자연 항염증제인 생강은 말리면 그 효과가 더욱 커진다. 말리는 과정에서 항염증성의 변성이 일어나기 때문이다. 생강 특유의 매운맛을 내는 성분인 '진저올(gingerol)', '쇼가올(shogaol)', '진제론(zingerone)'은 혈행을 촉진시켜 신진 대사를 활발하게 해 몸을 따뜻하게 해준다. 체온이 1도만 떨어져도 면역력이 30%나 저하되고, 1도만 올라도 면역력이 최대 5~6배 높아진다. 평소 운동이 부족해 근육량이 줄거나 근육의 운동량이 저하되면 열 생산량이 줄어들어 몸이 냉해지고 체온이 떨어진다. 또 스트레스도 몸을 차갑게 만드는 데 일조한다.

스트레스를 받으면 혈관이 수축되어 혈행이 나빠져 몸이 차가워진다. 스트레스, 운동 부족 등으로 냉해진 체온을 따뜻하게 데워주는 특단의 대책으로 생강을 섭취해보자.

논어 향당 편에 따르면 공자는 냉한 몸을 따뜻하게 하기 위해 '不撤薑食

(매 식사 때 생강을 먹었다)'이라고 기록하고 있다. 여기서 우리는 성인의 지혜로움을 엿볼 수 있다. 평소 체온을 올리기 위해 생강차를 음용하는 것이 좋은 방법이 될 수 있다. 또 평소 식혜를 만들 때 생강을 넣어보자. 단맛을 적게 하는 대신 생강으로 맛을 내면 매운맛의 생강이 장부를 따뜻하게 해 체온을 높여주므로 면역력 향상에 도움이 될 것이다.

※ 생강의 효능 요약

    ㈀ 발한, 해열, 보온 작용

    ㈁ 진통 작용

    ㈂ 항 소양 작용

    ㈃ 살균 작용

    ㈄ 항 궤양 작용

    ㈅ 강심 작용

    ㈆ 혈전 방지 작용

    ㈇ 현기증 예방 및 개선 작용

    ㈈ 혈압 안정화 작용

    ㈉ 기침, 구토 진정 작용

    ㈊ 우울증 개선 작용

    ㈋ 타액, 위액, 담즙의 분비 항진 작용

    ㈌ 소화불량 개선과 가스 배설 촉진 작용

⑵ 강황

강황 속의 밝은 황금색 색소를 우리는 쿠르쿠민(curcumin)이라고 부르는데, 간 기능 강화, 항암 작용, 종양의 혈관 증식 억제, 염증 및 궤양 치료, 항치매, 항간접흡연, 항돌연변이, 항DNA변형, 살균, 담즙 분비 촉진, 간장 활동 강화 등의 효과가 있는 것으로 밝혀졌다. 돌연변이의 다양한 원인으로부터 신체를 보호하며 관절염 치료에도 효능이 있다. 또 최근에는 알츠하이머병의 예방에 효과가 있는 것으로 인정되어 주목을 끌고 있다.

알츠하이머병은 전 세계적으로 인도의 농촌에서 가장 낮은 발병률을 나타내고 있는데, 이런 결과는 그곳의 주민들이 평소 강황을 먹은 덕분이라는 설이 있다.

한편 치매에 관한 세계보건기구(WHO)의 자료에 따르면 강황을 많이 먹는 인도인의 치매 발병률이 미국인의 1/4 수준인 것으로 나타났다고 하며 암의 발병률은 인도인이 미국인의 1/7 수준이라고 한다. 이는 강황의 주성분인 쿠르쿠민이라는 성분이 항아밀로이드 작용을 하고 항암 작용도 했기 때문이라고 한다.

그런데 우리가 시중에서 흔히 카레라는 제품을 접할 수 있는데 여기에는 카레의 효능을 내는 강황(노란색의 식물영양소 색소는 쿠르쿠민)은 소량 첨가된 반면 강황 외에 각종 첨가물로 범벅이 되다시피 만든 제품이 있으므로 구입할 때 성분 표시를 꼭 확인하여야 할 것이다. 각종 첨가물에는 향미 증진제, 유화제, 증점제, 산도 조절제 등의 인공 조미료가 우리들의 건강을 위협하고 있다. 특히 액상과당은 내장 지방을 증가시키고, 인슐린 저항성을 유발하며 나쁜 콜레스테롤(LDL 콜레스테롤)을 증가시키는 등 우리의 건강을 최악의 상태로 내몰고 있는 물질이란 것을 인식할 필요가 있다.

강황가루의 1일 권장량은 5~10g 정도인데, 매 식후 1티스푼씩(2g) 정도 섭취하면 좋다고 알려진다. 그런데 이와 같이 강황을 매일 섭취하면 인체에 놀라운 변화가 나타난다는 연구 결과가 있어 이목이 집중되고 있다. 즉, 매일 에어로빅을 1시간 정도 한 것과 같이 내피 기능을 향상시킬 수 있다는 것이다.

강황을 섭취할 때는 강황 소스를 만들어 먹는 것이 좋은데, 이것은 카레를 만들어 먹을 때 밥, 감자, 고구마 등의 탄수화물이 혈당을 급격하게 올릴 수 있기 때문이다. 카레는 가끔씩 해 먹는 반면 강황가루 소스를 샐러드나 야채에 끼얹어 먹는 방법도 좋을 듯하다. 참고로, 강황은 흡수력이 낮은 단점이 있는 것으로 알려진다. 하지만 강황 섭취 때 후추도 같이 섭취하면 강황의 흡수력을 높일 수 있다는 것이다.

⑶ 마늘

마늘은 맛이 맵고 성질은 따뜻하다. 강정 식품의 하나로 한국인이 즐겨 먹는 마늘은 암을 비롯한 각종 생활습관병을 예방하는 성분도 들어 있음이 밝혀져 오늘날 그 진가를 인정받고 있다.

한방에서 대산(大蒜)이라 불리는 마늘은 냄새를 빼고 100가지 이로움이 있다 하여 일해백리(一害百利)라 했다.

허준의 동의보감에는 마늘이 '성(性)이 온(溫)하고 미(味)가 신(辛)하여 부스럼과 풍습(風濕)을 없앤다. 냉(冷)과 풍(風)을 쫓아내어 비장을 튼튼하게 하고 위장을 덥게 한다. 염증을 없애려면 마늘을 익혀 먹어라. 익히면 매운맛이 사라지고 보양이 된다'고 기록돼 있다.

하루 5g 정도의 마늘을 매일 먹는 사람은 먹지 않는 사람에 비해 위암 발생률이 무려 50%나 적다고 한다. 생마늘은 1톨, 익힌 마늘을 2~3톨씩 먹으면 상당한 효과를 볼 수 있다. 단, 위장이 약한 사람은 생마늘을 삼가야 한다.

마늘은 암 예방 식품으로도 너무나 잘 알려져 있다. 마늘을 먹으면 암세포를 사멸하는 능력이 160% 정도로 상승한다는 연구 결과가 나왔을 정도다. 이는 마늘에 함유된 유기 저마늄(germanium)과 셀레늄(selenium)의 작용 결과다. 이들은 뇌 세포 등을 활성화해 산소 공급을 증가시키고, 항바이러스성 단백질을 생산하는 과정을 유도해 탁월한 항암 효과를 나타낸 것으로 밝혀졌다.

이 외에 마늘에 함유된 시스테인과 메싸이오닌이라는 성분은 납과 같은 중금속을 체외로 배출하는 등 해독 작용을 한다. 또한 칼륨이 혈중 나트륨을 제거해 고혈압을 개선해 준다. '타임'지가 세계 10대 건강식품으로 뽑지 않을 이유가 없다.

마늘은 일반적으로 이뇨, 살균, 살충, 강장, 혈액 순환 촉진 등으로 널리 알려진 식품이다. 또 마늘에는 알린과 스코르디닌이라는 성분이 들어 있는데, 이들은 소량이지만 마늘의 효능을 대표하는 특성을 갖는 물질이다.

알린은 마늘 고유의 냄새를 풍기는 유황 화합물인데, 알린이 으깨지면 알리신이라는 유황 함유 효소가 되어 비타민 B_1과 결합하면 체내에 흡수가 용이한 활성 비타민 B_1인 알리디아민이 된다.

한편 스코르디닌이라는 성분은 냄새가 전혀 나지 않는데, 이 물질이 강정, 강장 효과를 내는 것으로 알려져 있다.

하지만 마늘 역시 아킬레스건은 있다. 즉, 마늘은 살균력이 강하기 때문에 위장이 약한 사람이 공복에 섭취할 경우 위벽에 상처를 입을 수 있으며, 효과가 좋다고 과량 섭취할 경우 간에 부담이 될 수 있기 때문에 삼간다. 또 수술 환자인 경우 수술 전과 수술 후에 마늘 섭취를 삼가야 하는데, 이것은 지혈 기능을 하는 혈소판이 제 역할을 못하게 되어 지혈이 되지 않기 때문이라고 한다.

'독일마늘연구소'의 연구 결과에 따르면 마늘에는 우리 몸에 유익한 물질이 400종 이상이 들어 있다고 한다. 마늘은 콜레스테롤을 제어하고, 동맥에 지방이 축적되는 것을 억제함으로써 동맥 경화, 심장병, 고혈압 등을 예방해주는 효과가 있기 때문에 '혈관 청소부'라는 별명이 붙어 있기도 하다.

그런데 이 마늘을 발효·숙성시킨 흑마늘이 나오면서 우리는 더욱 향상된 면역 체계를 갖출 수 있게 되었다. 마늘에 열을 가하면 숙성·발효되면서 검은색의 흑마늘이 되는데, 이 과정에서 마늘에 함유된 폴리페놀이 증가하면서 에스-알릴시스테인(S-allylcysteine)과 에스-알릴머캅토시스테인(S-allylmercaptocysteine)이라는 수용성 유황아미노산이 생성된다. 이 물질이 대부분 혈액으로 흡수되면서 항산화 작용을 하고 혈관을 확장시켜 혈액 순환을 도와 간을 보호해준다. 또 활성산소 제거, 암 예방, 심혈관 질환 예방의 효과가 생마늘보다 탁월한 것으로 알려져 있다. 이 흑마늘은 숙성되면서 매운맛이 감소되기 때문에 섭취 시 부담이 없다.

저온에서 숙성된 이 흑마늘은 매운맛은 감소되고 높은 온도에서 파괴되는 유황 함유 효소인 알리신은 파괴되지 않아 간세포의 대사 작용에 필요한 효소의 원료 물질이 된다. 숙성된 흑마늘에는 일반 마늘에 비해 폴리페놀 함량이 약 20배, 칼슘은 7배, 단백질은 4배나 높은 것으로 밝혀져 있다.

또 마늘은 노년기에 접어들면서 체온과 면역력이 떨어질 때도 효과를 발휘한다. 즉, 생마늘을 꿀에 재어 약 3개월간 숙성시키면 아주 좋은 건강식품이 되는 것이다. 체온도 올리고 면역력도 올려주기 때문이다.

※ 마늘의 효능 요약

항암, 강정 및 강장, 항혈관질환, 항당뇨, 살균, 항균, 다이어트, 항노화, 항피로, 신경안정, 해독, 항변비, 항감기 등

(4) 양파

영국에서는 '하루에 양파 1개를 먹으면 의사가 필요 없다'라는 속담이 있을 정도로 예로부터 양파를 역병막이의 수호신으로 불리어왔다.

양파의 대표 성분인 황화알릴(allyl sulfide)은 암을 예방하고 비타민 B_1의 체내 흡수율을 높여준다. 그로 인해 혈중 콜레스테롤을 녹여 동맥 경화증과 이상지질혈증을 예방·치료하는 데 유용하다.

또 양파에는 황화프로필이라는 성분이 있는데 이 성분은 인슐린 분비를 촉진시켜 당뇨를 예방해주는 효능이 있으며, 양파의 껍질에 많이 함유된 쿼세틴(quercetin)이란 성분은 고혈압과 알레르기 질환을 완화해준다.

그리고 보라양파에는 안토사이아닌이란 식물영양소가 들어 있어 노화방지, 시력 개선, 항산화 작용도 더해준다.

또 양파에는 '차이니즈 패러독스(Chinese Paradox)'라는 유명한 말이 있다. 즉, 기름진 음식을 많이 먹는 중국인들이 심장병에 잘 걸리지 않는 데서 나온 말이다. 그 이유는 양파에 들어 있는 쿼세틴(quercetin) 성분이 동맥 경화를 예방해주기 때문이다. 쿼세틴은 양파의 항산화 물질인 플라보

노이드계의 일종으로 좋은 콜레스테롤인 HDL을 높이고 나쁜 콜레스테롤인 LDL을 낮춘다. 퀘세틴은 특히 양파의 껍질에 많이 함유돼 있으므로 원액 제조기 등을 통해 양파즙을 내어 먹으면 혈관 건강에 유익한 작용을 할 것이다. 툭 쏘는 냄새인 '황화아릴'이라는 성분은 혈액 속의 기름찌꺼기를 녹여 배출하는 역할을 한다. 양파를 벗길 때 매운 냄새를 풍기는 이유는 이 황화알릴의 전구체가 분해되면서 냄새를 유발하는 효소와 결합하기 때문이다. 황화알릴은 익히면 단맛으로 변하는데 익혀도 영양가는 변하지 않는다.

양파는 마늘과 더불어 면역력을 높이는 '1등공신'이므로 매일 생으로 먹든지 아니면 가공해서 먹든지 해야 할 것이다. 하지만 양파와는 달리 마늘은 위장이 약한 사람인 경우 생으로 먹는 것을 삼가야 할 것이다.

※ 양파 효능 요약

항암, 다이어트 및 항변비, 콜레스테롤 강하, 혈당 조절, 강장 및 강정, 중금속 배출, 항고혈압, 간 해독, 항순환기질환, 살균, 해독, 혈액 정화, 감기 예방, 항피로, 독성물질 배출, 백내장 예방, 신경 안정 및 항불면증, 항식중독 등

(5) 미역

미역은 예로부터 피를 만들어주기도 하고 피를 깨끗하게 하여 준다고 했다. 임산부의 몸이 붓는 현상은 갑상샘 호르몬의 상당량이 태아에게 공급되기 때문에 나타나는 생리적 작용인 것이다.

즉, 갑상샘의 활동 증가로 요오드를 많이 필요로 하기 때문이다. 그러므로 임신 중이나 산후에 미역국을 먹는 것은 과학적 근거가 충분하다고 할 수 있다. 선인들의 지혜에 놀라지 않을 수 없다. 지금도 선인들의 지혜가 이어지고 있으니 후손인 우리는 얼마나 행복한가.

인체가 하루에 필요로 하는 요오드의 양은 0.1mg인데, 미역국 한 그릇의 평균적 미역의 양은 12g이므로 계산해보면 7mg의 요오드를 먹는 셈

이 된다. 그러므로 이 양은 70일 간 인체가 필요로 하는 양이 되는 것이다.

미역은 요오드 외에도 단백질, 지질, 탄수화물, 섬유질, 칼슘, 칼륨, 나트륨, 동, 인, 망간, 아연, 크롬, 몰리브덴, 셀레늄, 마그네슘, 유황 등 다양한 영양소가 들어 있으므로 평소 미역국 외에 미역무침, 미역볶음, 미역쌈, 미역냉국 등으로 섭취하면 건강에 많은 도움을 얻을 수 있을 것이다.

또 미역에는 식물성 EPA가 미역 100g당 186mg 들어 있다. 따라서 평소 미역을 자주 섭취하면 인체에 꼭 필요한 EPA까지 흡수할 수 있는 것이다. EPA의 1일 최소 요구량은 650mg이다.

그런데 최근 학계의 연구 결과에 따르면 미역의 추출물에는 '후코이단(fucoidan)'이란 성분이 들어 있어서 항종양, 항돌연변이 활성이 있다고 보고되고 있다.

후코이단이란 미역 등의 포자엽에 극소량 존재하는 물질로서 인체의 생리 활성에 관여하는 핵심적 물질이다. 즉, 미역과 다시마와 같은 해조류의 표면에는 끈적끈적한 점액질이 있는데, 이 물질은 뜨거운 햇볕, 거친 파도, 험한 바위 등으로부터 스스로를 보호하기 위해 해조류가 만들어내는 물질이다. 이 물질은, 식물이 곤충이나 자외선이나 열악한 환경에서 스스로를 보호하기 위해 생산하는 식물영양소와도 같은 원리인 것이다. 사실 미역과 같은 해조류를 추출한 제품에는 후코이단이란 성분이 극소량 존재하지만, 인체는 그것을 분해할 수 있는 효소가 없기 때문에 인체에 흡수가 되지 않는 것으로 알려져 있다. 학계의 연구를 통해 알려진 결과를 보면, 우리가 일반적으로 쉽게 미역이나 다시마를 먹는 것보다 그로부터 추출한 푸코이단을 직접 먹는 것이 훨씬 더 탁월한 효과가 나타난다는 것이다.

※ 미역의 효능 요약

항암, 항빈혈, 항혈관병, 모발 건강과 탈모 방지, 콜레스테롤 수치 강하, 뼈 건강 등 미역과 다시마에서 추출한 후코이단의 효과로 알려진 내용에 대해 요약하면 다음과 같다.

후코이단은 미역, 미역귀, 다시마에서 추출한 물질로서 1913년 스웨덴에서 최초로 발견되었다. 사실 미역이나 다시마로도 그 효능이 널리 알려져 있지만 이들 물질에서 고농도로 추출하였기 때문에 그 효능이 특이하다고 하겠다.

※ 후코이단(fucoidan)의 효능

㈀ 항종양 효과 및 암의 전이 방지 효과

㈁ 세포자살(apoptosis) 유도

㈂ 신생 혈관 억제

㈃ 면역력 증강

㈄ 항암제의 의한 부작용(골수 억제, 소화기 증상, 탈모)의 경감

㈅ 위궤양 개선 효과 및 위벽의 유해균 증식 억제 효과

㈆ 혈액 순환 증진

(6) 다시마

다시마의 대표적 성분은 불용성 다당류인 알긴산(alginic acid)이다. 미끈미끈한 성분인 알긴산은 간에서 콜레스테롤이 합성되는 것을 방해해 고혈압이나 동맥 경화를 예방한다.

알긴산은 장으로 들어가서 콜레스테롤이나 염분과 결합해 변으로 배설시킬 뿐 아니라 몸속에서 수분을 흡수해 최대 200배까지 팽창함으로써 변의 양을 늘리게 한다. 그 결과 섭취한 음식물이나 장내에서 만들어진 발암물질이 배설되어 대장암이나 직장암을 예방한다.

다시마의 섬유질은 포도당이 혈액에 유입되는 것을 지연시키고 당질의 소화·흡수를 도와 혈당을 강하해준다.

식사 때마다 다시마를 섭취하면 체중을 감량하는 데 특별한 효과가 나타나고, 소화 불량, 변비에도 효과가 좋으며 당뇨와 고혈압을 개선하는 데

도 효과가 좋은 것으로 알려지고 있다. 다시마에 함유돼 있는 풍부한 섬유질은 음식물이 소장에서 흡수되는 속도를 늦춰줘 각종 생활습관병을 예방해준다.

※ 다시마의 효능 요약

항당뇨. 항대장암, 항변비. 항탈모 및 모발 건강, 간 기능 향상, 뼈와 치아 건강, 콜레스테롤 수치 강하, 항갑상선질환 등

(7) 토마토

'토마토가 붉어지면 의사의 얼굴이 파래진다'는 속담이 있다. 최근에 국내에서는 '대한민국 뉴 슈퍼 푸드 10'을 선정하는 사례가 있었는데, 당당히 토마토가 1위를 차지했다는 것이다. 그런데 토마토 속에 함유된 항산화 성분인 라이코펜(lycopene)에 열을 가하면 체내 흡수율이 2배 정도 향상된다는 것을 간과해서는 안 될 일이다. 그러나 설탕을 치면 비타민 B가 파괴되기 때문에 피해야 한다. 그 대신 죽염이나 함초 가루를 넣으면 토마토의 칼륨과 죽염의 나트륨과 균형이 맞춰져 세포의 에너지 대사가 원활해진다. 적색 과일에 주로 들어 있는 라이코펜은 노화 방지는 물론 항암효과, 심혈관 질환 예방, 혈당 저하 등 여러 가지 효과가 있는 것으로 알려져 있다. 특히 남성의 전립선암 발생 위험을 감소시켜 준다. 100g당 55.5mg이나 함유된 토마토페이스트에 라이코펜이 가장 많다. 그 다음으로는 토마토소스, 토마토케첩, 토마토주스, 생 토마토의 순이다. 그러면 생 것과 가열한 것의 차이를 표를 보면서 비교해보자.

	열량 (kcal)	단백질 (g)	지방 (g)	탄수화물 (g)	칼슘 (mg)	철 (mg)	나트륨 (mg)	칼륨 (mg)	비타민 A (mg)	베타카로틴 (ug)	비타민 C (mg)
생것	14	0.9	0.1	3.3	9	0.3	5	178	90	542	11
가열한것	16	0.7	0.2	3.9	3	0.9	9	323	159	954	17

표에서 나타난 바와 같이 특히 철분, 칼륨, 비타민 A, 베타카로틴의 경우에 현저한 차이를 보이고 있다. 미국 하버드대학의 연구 팀이 연구한 결과에 따르면 토마토에 열을 가하고 2분 후에 라이코펜이 6%, 15분 후에 17%, 30분 후에 36%나 증가했다고 한다. 흡수율 또한 증가했는데, 생으로 먹으면 4%의 흡수율을 보이지만 가열한 지 2분 후에는 28%, 15분 후에는 34%, 30분 후에는 62%가 증가했다는 것이다. 또한 라이코펜은 DNA를 파괴하는 활성산소를 억제하는 것이 입증되었다.

참고로, 토마토소스를 만들 때는 토마토 3 : 아몬드 1의 비율로 믹스하여 야채의 드레싱으로 사용하면 좋을 것이다.

⑻ 유익균의 먹이 프리바이오틱스(prebiotics)

최근에서야 비로소 일반 대중에 널리 알려지기 시작하였지만 과거에는 이 명칭이 널리 알려지지 않았다. 다만 프로바이오틱스(probiotics)는 과거부터 널리 알려져 있었다. 장내에는 약 70%나 되는 면역 세포가 존재하는데 이 말은 곧 장이 건강해야 몸 전체가 건강하다고 볼 수 있는 것이다. 다시 말해 장 건강은 전신 건강의 척도가 될 수 있다고 볼 수 있다. 최근 상업적으로 제품화해서 출시하고 있지만 이전에는 장내 환경을 유익균이 많게 하는 데 미역, 다시마와 같은 해조류와 채소 및 과일이 주로 많이 이용되어 유익한 장내 세균군의 먹이가 되었다. 실제로 인체의 장 속에는 약 100조 개의 세균이 존재하는데 그 무게만도 1~2kg에 이른다. 하지만 이 중량은 전부 유익균으로 존재하지 않고 유해균도 있고 또 이도 저도 아닌 중간균도 있다. 우리가 좋은 장내 환경을 가졌다고 한다면 대략 8 : 2의 비율로 유익균이 압도적으로 우세하지만 섬유질이 전혀 없는 고기류 등 불량식품을 섭취하게 되면 중간균이 유해균으로 돌변하게 되면서 장내 환경은 급격히 악화되어 소화 불량 등 각종 질환이 유발하게 된다.

프리바이오틱스는 난소화성 탄수화물로 장내 유익균의 먹이가 되는 영양분을 말한다. 통밀·오트밀·귀리·보리 등의 전곡류, 당근, 콩, 버섯, 아스파라거스, 바나나, 양파, 미역, 고구마, 양배추 등에 함유되어 있다.

(9) 천연발효식초

식초의 주성분은 초산[아세트산]이란 물질로서 과일이나 곡물 등이 발효되면서 자연적으로 만들어진다.

식초에는 초산 외에도 다양한 아미노산, 호박산, 주석산 등 60종 이상의 유기산이 함유돼 있는데, 유기산이 많은 식품은 신진대사를 원활하게 하여 인체를 건강 상태로 만든다.

산성 물질인 식초는 우리의 체내에서는 알칼리성으로 작용해 스트레스를 해소하는 부신피질 호르몬의 분비를 촉진시킨다. 우리가 육체적으로나 정신적으로 많은 에너지를 소비하면 피로를 유발하는 산성인 젖산이 만들어지는데, 식초는 우리의 신체 기능을 활성화시켜 체내에 생성된 노폐물과 각종 산성 물질을 원활하게 체외로 배출시켜줌으로써 체지방이 쌓이는 것을 방지해준다.

하루 100mg의 천연 식초를 매일 마시면 남성은 평균 수명보다 10년, 여성은 12년 더 장수한다는, 독일 태생의 영국인으로 노벨상 수상자이자 식초 연구가인 한스 아돌프 크레브스(Hans Adolf Krebs) 박사의 연구 결과를 곰곰이 생각해보자.

식초에는 세 종류가 있다. 첫째로 석유를 화학적으로 제조해서 만든 빙초산, 둘째로 먹는 알코올을 발효시켜 만든 주정초 그리고 마지막으로 과실과 곡류를 자연적으로 발효시켜 만든 천연 발효 식초가 있다. 그런데 빙초산이나 주정식초에는 신맛을 내고 살균 작용을 하는 초산 성분만 있다.

그러나 천연 발효 식초에는 초산뿐 아니라 주석산, 구연산, 호박산, 사과산 등 몸에 좋은 유기산이 풍부하게 함유돼 있다. 그러므로 식초 음료로 마시기에는 천연 발효 식초가 바람직하다.

그런데 이 식초를 마실 때는 반드시 5~10배의 물로 희석해서 식후에 마시는 것이 좋다. 식초는 산성이기 때문에 위장을 자극할 수 있으므로 식후에 꿀을 약간 넣고 물로 희석하여 섭취한다. 자극이 강한 식초는 위벽을 상하게 할 수 있기 때문이다. 식초의 섭취량은 체중 1Kg을 기준으로 했을 때 0.5ml가 적당한 것으로 알려져 있다. 그러므로 체중이 60Kg인 경우는 30ml가 적당할 것이다.

상기한 바와 같이 식초를 1일 100ml씩 마시면 10년 이상이나 더 장수한다는 연구 결과가 있으나 체중 1kg당 0.5ml가 적당한 것으로 알려져 있다는 것을 간과하지 말아야 한다. 식초가 좋다고 과량 섭취할 경우 말초신경에 감각 이상이 생겨 손발에 감각이 없어지고 보행에 자장을 초래하는 등 부작용이 나타날 수 있다는 점에 유의한다.

※ 식초의 효능

ⓐ 피로 회복 작용을 한다.

인체가 과다하게 근육 활동을 하게 되면 젖산이 쌓이면서 피로하게 된다. 이렇게 과다하게 생긴 젖산은 혈관과 신경에 달라붙어 신진대사가 원활하지 못하게 방해한다. 그 결과 마음이 불안정해지고, 피로해진다. 가령 무리한 등산을 할 경우 젖산이 분비되어 다리에 통증을 느끼면서 쉬 피로해진다. 이를 경우 식초를 마시면 피로의 원인 물질인 젖산이 물과 탄산가스로 분해되어 체외로 배설되기 때문에 피로가 회복되는 것이다. 식초를 마시고 약 2시간이 지나서 소변을 보면 소변이 맑아진다. 피로가 회복되었다는 것을 의미한다. 즉, 인체에 음식으로 발생한 각종 대사산물을 식초가 '크레브스 사이클'로 유도하여 물과 탄산가스로 분해시키는 것이다.

예컨대 식초를 먹지 않을 경우 소변에서 대량의 유산[젖산, lactic acid]이 섞여 나오지만, 식초를 먹을 경우에는 그 양이 크게 감소한다는 것이다.

이것은 식초의 작용으로 체내 신진대사가 원활하게 이루어졌다는 것을 입증하는 것이다.

ⓑ 스트레스를 해소한다.

스트레스는 당뇨병을 위시해서 각종 생활습관병을 유발한다. 이와 같이 만병의 근원인 스트레스를 해소하려면 부신 피질 호르몬이 정상적으로 분비되게 도우면 되는데, 이때 식초가 그 해결책이 되는 것이다. 식초에 함유된 초산이 부신을 활성화해서 부신 피질 호르몬을 원활하게 분비시켜준다. 이 호르몬의 분비량이 줄어드는 원인은 스트레스가 많이 쌓이거나 지속되어 심신이 긴장하기 때문이다.

ⓒ 채소의 비타민 C 보호 작용을 한다.

비타민 C는 열에 약하여 파괴되기 쉬운데, 식초가 파괴되기 쉬운 비타민 C를 보호해준다. 예컨대 소금에 절인 야채처럼 식초에 절인 야채도 비타민 C를 보호한다. 하지만 소금에 절인 야채는 장기간 저장하면 짜서 먹을 수가 없지만, 식초에 절인 채소는 강한 살균력 때문에 장기간 저장이 가능하다.

ⓓ 불면증을 완화한다.

체내에 칼슘이 부족하면 초조해져서 잠을 제대로 잘 수 없는데, 이때 식초를 섭취하면 칼슘이 효율적으로 흡수될 수 있게 해주므로 숙면에 도움을 주는 것이다. 식초로 인해 흡수된 칼슘이 정신적 긴장을 완화시켜 주기 때문이다.

ⓔ 노화 방지 작용

식초는 항산화 기능이 있어 각종 생활습관병을 미연에 막아 노화를 예방해준다.

ⓕ 암을 예방한다.

식초는 특히 신장암, 간암, 위암, 대장암, 췌장암과 같은 암에 효과적이다. 노벨상을 수상한 한스 아돌프 크레브스(Hans Adolf Krebs) 박사는 매일 천연 식초를 100ml씩 마시면 평균 수명보다 남성은 10년, 여성은 12년 장수할 수 있다고 한다. 이 정도면 암을 예방하기에 충분하다.

ⓖ 감기를 예방한다.

식초는 피로를 예방하고 체력을 강화하므로 감기를 예방해준다. 또한 감기 초기에도 좋고 감기에 걸린 후에도 그 효능을 발휘한다.

ⓗ 백혈구의 면역력을 높인다.

식초는 면역 기능에 필요한 글루타싸이온(glutathione)과 같은 항산화제의 효과를 극대화시킨다. 식초는 바이러스에 대한 항생 물질과 같은 작용도 한다.

체내에 유기산이 부족하면 면역력이 떨어지는데, 이때 식초를 마시면 글루타싸이온의 농도를 크게 증가시키게 되므로 체력을 향상시킬 수 있다.

ⓘ 피부 미용 작용

식초가 혈행을 개선해주므로 세포에 영양소가 잘 공급된다. 그 결과 피부에 신진대사가 향상된다.

ⓙ 살균 작용

식초에는 살균력을 비롯해 방부제 및 항균 작용이 있기 때문에 인체에 치명적인 식중독균, 장티푸스균을 사멸시킨다.

ⓚ 폐 기능 강화

유기산이 많이 함유된 찬연 식초는 폐의 기능을 강화하며, 폐기종, 만성 기관지염, 천식 등에도 효과가 있다.

ⓛ 정장 작용

식초의 원료인 누룩균을 이용한 발효 식품을 먹으면 장내 유익균이 번식하여 정장 작용을 하게 된다. 정장 작용으로 장이 정화되면 암 등 각종 병원균이 쉬 접근하지 못하게 된다.

ⓜ 동맥경화 예방

식초에 함유된 유기산은 동맥을 보호한다. 천연 식초를 마시면 HDL을 늘리고, LDL을 줄여 혈압을 안정시키고 혈관을 보호해준다.

ⓝ 아토피성 피부염 완화

식초는 아토피성 피부염에 효과가 있을 뿐 아니라 정장 작용도 하는 것으로 알려진다.

이것은 피부의 윤택이 소화 기능과 밀접한 관련이 있기 때문이다.

ⓞ 산을 중화하는 작용을 한다.

식초의 신비로운 점은 식초는 산성 물질이지만 체내에 들어가서 대사에 참여하면 알칼리성으로 작용한다는 점이다. 인체의 PH는 7.4로 중성에 가까운 약알칼리성이지만 불량 식품, 과로, 스트레스 등으로 산성화되어 각종 질환에 시달리는 경우가 많다. 이때 식초나 야채와 같은 음식을 섭취하여 인체를 약알칼리성으로 만들어야 건강을 유지할 수 있다.

ⓟ 장내 가스를 제거한다.

장내 유해균에 의해 생성되는 가스는 유해균을 사멸시키는 천연 식초로 제압할 수 있다.

ⓠ 지방을 분해한다.

당질이 지방으로 변화하는 것을 막아주고 지방 분해를 도우며 체지방을 감소시킨다.

ⓡ 골다공증을 예방한다.

식초는 체내 칼슘의 흡수율을 높여주므로 골다공증을 예방해준다.

ⓢ 다이어트에 효과적이다.

식초에 함유된 아미노산은 체지방을 분해하고 지방의 흡수와 축적을 저해하므로 노폐물이 배출되는 것을 돕는다.

ⓣ 숙취를 해소한다.

식초의 주성분인 초산은 살균과 해독 작용을 하며 스트레스를 해소하는 부신 피질 호르몬의 원료로 쓰인다. 따라서 음주 시 식초를 마시면 간을 보호하고 숙취를 해소할 수 있게 된다.

ⓤ 잉여 영양소를 분해한다.

식초는 체내에 축적된 과잉 당분이나 글리코겐을 연소시켜준다. 과식으로 인해 체내에 당분이나 글리코겐이 지방으로 변해 비만과 같은 문제가 발생할 때 식초를 섭취하면 좋은 효과를 볼 수 있다. 식초에는 체내 노폐물을 배출하고 지방을 분해시켜 비만을 방지하는 효과가 있기 때문이다.

ⓥ 손상된 정자를 치유한다.

하루에 3~5잔, 즉 60~100ml 정도의 천연 식초를 마시면 유기산 부족으로 인해 정자가 손상된 남성의 정자를 복구하는 것으로 밝혀졌다. 그러므로 평소 식초를 꾸준히 마시면 정자의 손상을 예방할 수 있는 것이다.

ⓦ 암세포의 세포자살(apoptosis)을 유도한다.

⑽ 청국장(청국장의 효능에 관해서는 2장 4. 청국장을 자주 섭취한다 항목을 참조한다.)

잘 삶은 콩이 고초균(枯草菌, Bacillus subtilis)에 의해 발효되면서 끈적끈적한 점액질이 생기는 청국장은 소장에서 단백질 흡수율이 90% 정도 된다고 하므로 단순히 삶은 콩의 흡수율 약 60~65%에 비교할 수 없을 만큼 높은 편이다. 청국장은 발효 과정에서 유익균과 효소가 생성되는데 이 물질들은 장(腸)과 혈관(血管) 건강에 그 효능이 탁월하므로 항상 애용할 것을 권장하고 싶다. 특히 혈전(血栓)으로 혈관이 오염됐을 때 '천연혈전용해제'로 불릴 만큼 혈관의 노폐물을 용해해 혈행을 원활하게 하는 데 탁월한 효능을 발휘한다는 것이다.

※ 나토(natto)

나토는 우리나라의 청국장과 유사한 일본의 전통 발효 식품으로 발효시킬 때 고초균(枯草菌, Bacillus subtilis)의 일종인 나토균(Bacillus natto)을 이용한다.

나토는 저녁에 먹는 것이 다른 시간대에 먹는 것보다 더 효과적이라고 알려져 있는데, 이는 나토를 저녁에 먹음으로써 나토의 효과가 8시간 지속되는 밤중에 뇌경색이나 심근경색 등의 위험을 경감하고자 하는 의도에서 나온 발상이라고 알려지고 있다.

나토 역시 우리나라의 청국장과 같이 날것으로 먹어야 효과가 좋은데, 그것은 나토의 약효 성분이 열에 약하기 때문이다. 따라서 된장국 끓일 때 넣으면 안 된다.

⑾ 양배추, 브로콜리, 케일

양배추는 서양에서 요구르트, 올리브와 함께 3대 장수식품으로 꼽을 만큼 그 효능이 인정되고 있는 식품이다. 양배추에는 특히 심부분에 비타민 U가 풍부하기 때문에 이 부분을 버리지 말고 녹즙 만들 때 함께 넣으면 위장에 좋은 효과를 기대할 수 있다. 비타민 U는 항궤양성 물질로 위에 흡수되면 위의 점막을 강화하고 궤양으로 손상된 부위를 회복시켜주므로 위궤양의 예방과 치료에 좋은 효과를 기대할 수 있다. 또한 지혈 작용을 하는 비타민 K도 다량 들어 있다.

보라양배추인 적채에 풍부하게 함유된, 항산화 성분과 섬유질은 결장암 예방에 효과적이며, 혈중 혈당 수치를 강하하는 효과도 있다.

평소 불규칙한 식사, 맵고 짠 자극적인 음식 등으로 인해 속이 항상 불편하고 배에서 자주 꼬르륵 소리가 나는 사람은 양배추의 위력에 주목할 필요가 있다. 특히 양배추에는 설포라판이라는 성분이 있어 위암 발생의 주요 인자로 알려져 있는 헬리코박터 파일로리균의 활성을 억제하는 것이 확인되었고, 특히 아이소싸이오사이안산염(ITC, isothiocyanate) 성분은 발암 전 단계에서 암을 예방하는 것으로 밝혀져 있다.

ITC는 발암물질 대사 활성화에 관여하는 효소의 활성을 억제하여 발암물질의 대사에 영향을 주고, 해독 효소의 활성을 증가시켜 발암물질이 체외로 쉽게 배출되도록 하여 암의 성장을 차단한다는 것이다. 하지만 양배추는 생으로 먹기가 불편하기 때문에 열을 가하여 먹는 경우가 있는데, 이것은 결코 바람직한 방법이 아니다. 생으로 식사 때 먼저 먹는 것도 좋지만 녹즙으로 먹는 것이 가장 좋다. 양배추에 함유된 'S-메틸 메싸이오닌'이라는 비타민 U는 단백질과 결합해 손상된 위 점막 회복을 촉진해 위궤양을 완화시키고 십이지장궤양도 완화시키는 것으로 널리 알려져 있다.

연구 결과에 따르면 양배추 주스는 소화 궤양 치료에 탁월한 효과가 있는 것으로 밝혀졌다. 그러므로 평소 양배추를 꾸준히 먹으면 위의 점막을 보호해 위염과 위궤양뿐 아니라 위암도 예방할 수 있다. 또 양배추에는 궤양으로 인한 출혈을 막아주는 비타민 K도 들어 있다. 열을 가하지 말고 생으로, 즙으로 먹는 것이 좋은데, 잎의 녹색 부분에는 비타민 A가, 흰 부분에는 비타민 B와 C가 많다. 그러므로 양배추를 구입할 때 녹색 부분이 있는 양배추를 선택하는 것이 현명하다.

※ 양배추의 영양성분표(100g 중 함량)

영양성분	함량
당질	7.30g
섬유질	2.20g
단백질	1.40g
회분	0.60g
지질	0.20g
아연	0.16g
칼륨	222.00mg
칼슘	38.00mg
비타민 C	29.00mg
나트륨	5.00mg
나이아신(비타민 B_3)	0.30mg
비타민 B_6	0.10mg
비타민 E	0.10mg

브로콜리에는 위궤양에 탁월한 효능이 있는 비타민 U가 양배추보다 훨씬 많이 함유돼 있다는 점을 상기할 필요가 있다. 또 브로콜리에는 항암 작용에 탁월한 퀘세틴(quercetin)과 설포라판(sulforaphane)이 상당량 함유돼 있다. 예컨대 브로콜리를 많이 먹은 여성 그룹은 가장 적게 먹은

그룹보다 난소암 발병률이 25%나 낮았고, 블로콜리를 많이 먹은 남성은 전립선암에 걸릴 확률이 매우 낮다는 연구 결과가 있다.

이와 같이 항암 작용이 탁월한 성분인 설포라판은 암세포의 사멸을 막는 유전자의 생성을 차단함으로써 암세포가 자살을 하게 되는 세포자살(apoptosis)을 유도하는 것이다.

또 브로콜리에는 칼륨, 엽산과 같은 항산화 물질이 함유돼 있어 심장병을 예방한다고 알려지고 있다.

케일에는 엽록소와 미네랄이 풍부하게 함유돼 있고, 베타-카로틴, 루테인, 제아잔틴과 같은 항산화 물질이 들어 있는데, 특히 루테인과 제아잔틴의 함량이 높아서 백내장, 황반 변성, 녹내장과 같은 퇴행성 안질환의 예방에 도움이 된다. 또한 항암 성분으로 효능이 높은 설포라판(sulforaphane)이 상당히 많이 들어 있다.

십자화과 채소인 케일은 녹즙용의 대표적인 재료인데, 최근 10여종의 십자화과 채소를 실험한 결과 항암 효과가 가장 탁월한 것이 케일과 브로콜리인 것으로 알려졌는데, 특히 케일에 함유된 페놀과 플라보노이드 성분이 항암 작용을 하는 데 크게 기여한 것으로 밝혀진 것이다.

최고의 채소로 손꼽히는 케일에는 엽록소가 풍부하여 정혈 작용을 하고 조혈 작용을 한다. 조혈 작용을 하는 이유는 엽록소의 성분인 클로로필이 혈액의 헤모글로빈과 같은 구조를 가지고 있으며, 핵의 마그네슘이 인체에서 철로 바뀌어 헤모글로빈이 되기 때문이다. 엽록소는 산소 공급을 원활히 하여 혐기성 세포인 암세포가 생성되는 것을 저지한다.

케일의 성분을 보면 각종 비타민과 미네랄, 아미노산, 지방, 단백질, 효소, 엽록소, 섬유질 등이 있다. 케일은 소화, 흡수가 잘 되고 영양이 풍부해 위암이나 위궤양을 막아준다. 특히 케일의 섬유질은 변비의 염려 없이 장을 깨끗이 청소해준다. 또한 숙변을 제거하면 머리가 좋아지고 기억력이 강해져 학생들은 우수한 성적을 올릴 수 있다고 알려진다.

⑿ 들깨

들깨의 주성분은 리놀렌산(오메가-3 지방산)이 54%, 리놀레산(오메가-6 지방산)이 13%, 올레인산(오메가-9 지방산)이 19% 함유돼 있어 리놀렌산, 즉 오메가-3 지방산(1장 4. 섭취 권장 건강기능식품 (2) 오메가-3 지방산 항목을 참조)이 주류를 이루고 있다. 들깨는 그야 말로 오메가-3 지방산의 보고(寶庫)나 다름없다. 들깨를 상식하지 않을 이유가 없다. 중금속에 오염된 생선의 오메가-3 지방산보다 차라리 들깨를 먹자, 그리고 보충제를 대신해서도 들깨를 먹자. 얼마나 안전하고 좋은가! 특히 리놀렌산은 들깨의 항암 작용에 있어 중요한 역할을 하는 성분으로 항돌연변이 효과와 암세포 증식 억제 등의 효과가 있다.

들깨는 항암 효과가 상당히 탁월한 식품이므로 상시 섭취하는 습관을 들인다면 건강 유지에 탁월한 효과가 있을 것으로 확신한다.

하지만 들깨는 들기름과는 다르다는 점을 상기할 필요가 있다. 들기름이 암 등 생활습관병에 탁월하다고는 하나 어디까지나 섬유질이 전혀 없는 순수 기름이란 점을 간과해서는 안 된다. 이것은 참깨와 참기름, 포도씨와 포도씨유, 땅콩과 땅콩기름, 호두와 호두기름, 해바라기씨와 해바라기씨기름 등과 서로 다르듯이 들깨와 들기름은 서로 다른 것이다.

들기름은 들깨를 가공한 가공식품인 것이다. 기름을 추출할 때 대부분의 미량 영양소는 찌꺼기와 함께 폐기되므로 실제 남은 영양소는 소량에 불과한 것이다. 즉, 들기름에는 섬유질이 없기 때문에 섭취하는 즉시 빠르게 체내에 흡수되어 체지방으로 저장된다는 점을 상기해야 한다. 게다가 들기름은 참기름과 달라서 산화 속도가 빠르기 때문에 소량씩 구입해서 제때에 소비하는 것이 좋다. 하지만 통들깨를 섭취하면 함유된 기름과 섬유질이 결합하여 기름의 흡수가 제한되고, 체내의 나쁜 기름도 일부 배출시키게 되는 것이다. 따라서 1일 권장량만 지킨다면 살찔 염려를 전혀 하지 않아도 된다.

들깨를 섭취할 때는 생들깨를 가루로 만들어 섭취하거나 국 등에 넣어도 되지만, 살짝만 볶아 가루로 만들어 국, 나물용에 넣거나 그냥 분말을 섭취하면 건강에 좋은 영향을 주므로 수시로 섭취할 필요가 있다.

참고로, 들깨를 이용한 샐러드드레싱을 만드는 방법은 양파와 들깨가루를 적당한 비율로 믹스하여 야채에 뿌려주면 좋을 것이다. 시중에 있는 유혹되기 쉬운 드레싱은 각종 식품첨가물이 가득하다. 맛이 좋아 첨가물 따위는 신경 안 쓴다면 뭐 할 말이 없지만 항상 득(得)과 실(失)을 따져서 그리고 드레싱에 함유된 첨가물이 소량이라도 습관화되면 득은 없을 것이다. 소량의 실이 쌓여 많아지면 다시는 되돌릴 수 없는 치명상을 입을 수도 있음을 숙지하였으면 한다. 따라서 우리는 평소 '가랑비에 옷 젖는 줄 모른다'라는 문구를 염두에 두고 살아가는 것이 좋을 것 같다.

※ 들깨강정

우리는 평소 들깨의 효능을 핑계로 들깨를 튀겨 조청과 설탕을 넣어 '들깨강정'을 만들어 먹기도 하는데, 이렇게 명을 재촉하는 아찔한 향락식(享樂食)을 상식하다가는 어느 날 자신도 모르게 인슐린저항성에 부딪혀 당뇨병으로 직행하는 치명상을 입을 수도 있다. '강정' 섭취는 아주 불량한 식습관임을 인식한다.

⒀ 올리브유

올리브유는 LDL의 수치를 낮추고, HDL의 수치를 높여주는 불포화 지방산인 올레산을 77%나 함유하고 있어 각종 생활습관병을 효과적으로 예방해준다. 또 올리브유는 항산화 작용이 탁월한 비타민 E와 폴리페놀이 함유돼 있어 노화 방지에도 도움을 준다.

비록 올리브유가 건강에 유익한 기름이라 하더라도 기름이란 점을 상기할 필요가 있다. 동물성 기름뿐 아니라 식물성 기름도 췌장에 부담을 주므로 몸에 좋다는 이유만으로 다량 섭취해서는 안 될 것이다. '엑스트라 버진 올리브유'는 발연점이 섭씨 160도 정도로 낮으므로 그 이상의 고온으로 가열할 경우 영양 성분이 타고, 발암물질인 '아크릴아마이드'나 독성 물질로 변하게 된다. 또한 활성산소도 대량으로 발생한다. 그러므로 조리할 경우 튀기지 말고 강한 불에 흔들면서 볶는 조리법을 선택하도록 한다. 하지만 탈산·탈색·탈취 공정을 거친 '퓨어 올리브유'를 사용하면 발연점이 섭씨 240도나 되기 때문에 튀김용으로도 가능하므로 경제적이라고 할 수 있다. 하지만 어떤 기름도 산패되는 온도를 넘기면 트랜스지방으로 변질될 가능성이 있으므로 각별히 주의할 필요가 있다. 즉, 엑스트라 버진 올리브유는 주로 샐러드나 무침용으로 사용하고 퓨어 올리브유는 튀김이나 볶음용으로 사용하는 것이 좋다.

그런데 비록 올리브유가 암 등 생활습관병에 탁월하다고는 하나 어디까지나 섬유질이 전혀 없는 순수 기름이란 점을 간과해서는 안 된다. 이것은 들깨와 들기름, 참깨와 참기름, 포도씨와 포도씨유, 땅콩과 땅콩기름, 호두와 호두기름, 해바라기씨와 해바리기씨기름 등과 서로 다르듯이 올리브와 올리브유는 서로 다른 것이다. 비록 지중해식 식단에 올리브유가 듬뿍 들어간다고는 하나 그들의 식단에는 올리브유만 있는 것이 아닐 것이다. 그들의 식단에는 과일, 채소, 콩 등도 있는 것이다. 그러므로 그들이 건강한 생활을 누리는 것은 올리브유보다는 과일과 채소, 콩에 무게를 두고 있는 식단인 것으로 보인다.

살찔 확률이 높은 기름을 왜 많이 먹어야 하는가? 기름은 어디까지나 가공식품인 것이다. 기름을 추출할 때 대부분의 미량 영양소는 찌꺼기와 함께 폐기되므로 실제 남은 영양소는 소량에 불과한 것이다. 즉, 기름에는 섬유질이 없기 때문에 섭취하는 즉시 빠르게 체내에 흡수되어 체지방으로 저장된다는 점을 상기해야 한다. 하지만 통견과와 통씨앗을 섭취하여 함유된 기름과 섬유질이 결합하면 기름의 흡수가 제한되고, 체내의 나쁜 기름도 일부 배출시키게 되는 것이다.

그런데 과량의 기름은 기름에 취약한 췌장에 부담을 주고, 담즙 분비를 촉진시켜 대장암을 유발시킨다는 점을 상기한다.

아보카도는 지구상에서 영양이 가장 풍부한 과일로 널리 알려져 있다. 거기에는 오메가-3 지방산, 오메가-6 지방산, 오메가-9 지방산과 같은 불포화지방산이 풍부하고 레시틴, 필수지방산, 11종의 미네랄, 20여 종류의 비타민, 10여 종류의 아미노산 등이 함유돼 있다. 이 물질은 발연점이 높기 때문에 튀김용으로 사용할 수도 있고 샐러드드레싱으로도 사용할 수 있다. 1일 적당량은 1~2스푼, 즉 10~20g 정도가 되겠는데, 여기서 필자가 아보카도 오일을 소개한 이유는 상기한 올리브유 때문이다. 좋은 기름이 많아서 이런 것들을 다 섭취할 경우 득보다 실이 많을 수 있다는 점 때문이다. 다시 말해 식물성 기름도 과잉 섭취하면 좋지 않다는 점 때문이다. 동물성 기름은 말할 것도 없이 악영향을 미치지만 식물성 기름도 췌장에 부담을 주기 때문이다. 췌장 주변이 기름이나 콜레스테롤이 많을 경우 인슐린이 나올 수 없기 때문에 인슐린 리셉터(수용체)를 열 수 없게 되어 포도당은 결국 세포 속으로 유입되지 못하게 된다. 그 결과는 어떻게 될까! 결론적으로 말해서 동물성 기름은 절대 먹어서는 안 되고 식물성 기름도 과량 섭취하지 말라는 얘기다.

⑭ 아로니아

베리류 중에 가장 효능이 탁월하다고 하는 아로니아의 효능으로는 항산화 작용, 시력 강화, 혈관 건강, 피부 개선, 다이어트, 면역력 증진 등이 있다고 한다.

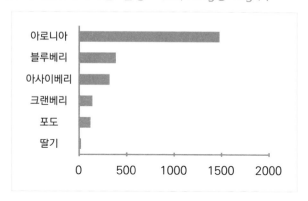

※ 안토사이아닌(anthocyanin)

푸른색, 자주색, 붉은색 등의 플라보노이드계 색소 군으로서 강력한 항
산화 작용이 있기 때문에 심혈관 질환, 암 등 각종 질병을 예방하는 데 도
움을 준다. 보라고구마, 블루베리, 포도, 가지 등 보라색 식품 및 붉은색
식품에 다량 함유돼 있다.

※ 안토사이아닌의 효능 요약

시력 개선, 항피로, 항산화, 항혈당상승, 항대사증후군, 활성산소 제거,
중금속 배출, 소염 및 살균작용 등

⒂ 표고버섯

표고버섯에 함유된 렌티난(lentinan)이라는 성분은 면역 기능을 높이는
강력한 항바이러스 물질이다. 표고버섯을 섭취하면 혈중 콜레스테롤의 수
치가 강하된다. 또한 렌티난은 암세포의 증식을 억제하는 항암 작용도 한
다. 그 외 표고에 함유된 에리타데닌(eritadenine)이라는 물질은 혈중 콜
레스테롤을 저하시키는 역할을 하기도 한다.

옛 문헌에는 표고버섯의 약효를 이렇게 기술하고 있다. 즉, '無毒·益氣
·不飢·治風·破血'이라고 쓰여 있다. 다시 말해 독이 없고 원기를 보하며

풍을 없애주어 고혈압을 예방하고 혈행을 원활히 하여 어혈을 제거한다는 것이다.

특히 표고버섯을 먹으면 항암 역할을 하는 인터페론(interferon)이 저절로 생긴다는 흥미로운 연구 결과가 있다. 즉, 표고버섯의 성분이 인체의 세포에 작용해 인터페론이라는 물질을 만들어낸다는 것이다. 인터페론은 암 치료제일 뿐 아니라 바이러스에 대해 탁월한 효과가 있는 물질로 잘 알려져 있다. 표고버섯의 중요성이 바로 여기에 있는 것이다. 표고에는 또 글루타민산, 알라닌, 로이신 등과 같은 아미노산이 풍부하게 들어 있는데, 이 성분들이 바로 조미료의 성분인 것이다.

그런데 표고버섯을 생 표고와 말린 표고로 나눌 때 생 표고는 섬유질이 풍부해서 소화 기능을 원활히 하는 반면 말린 표교는 단백질, 칼슘, 비타민 B 등이 많다. 따라서 영양소는 말린 것이 많다는 것을 인식하면서 사용의 용도에 따라 선택하면 될 것이다.

⒃ 녹차

최근 연구에 따르면 녹차를 매일 마시는 남성들은 그렇지 않은 남성들에 비해 전립선암에 걸릴 확률이 낮은 것으로 조사됐다고 한다. 하지만 녹차는 전립선암뿐 아니라 다른 암의 경우에도 탁월한 예방, 치료 효과가 있다고 한다. 하루에 녹차를 세 번 마시면 우울증을 예방하고 하루 열 번 마시면 암을 예방한다고 알려져 있다.

녹차에는 비타민 A와 같은 작용을 하는 베타-카로틴이 당근(100g당 7.6mg, 익힌 것은 8.3mg)의 10배나 들어 있어 암에 대한 저항력을 높이는 데 효과가 있다고 알려져 있다. 또한 비타민 C는 시금치의 3배 정도 들었고 비타민 E도 풍부하게 함유돼 노화 방지에도 탁월하다. 녹차의 카페인은 커피의 1/5 수준으로 많은 편은 아니지만 이 카페인은 카테킨과 테아닌과 결합하여 섭취 후 2~3시간 정도면 체외로 배출되므로 커피보다 훌륭한 차라고 할 수 있다. 녹차에 함유된 떫은맛인 카테킨이란 성분은

8~15% 정도를 차지하는데 이 성분은 항산화, 항암, 항균, 항바이러스, 충치 예방, 혈중 콜레스테롤 강하 등의 효과가 있으므로 맛이 떫다고 피하지 말고 계속 마시면 건강에 엄청난 효과를 가져다 줄 것이다. 또한 녹차는 중추 신경을 흥분시켜 정신 기능을 강화시키며 사고력을 높여주고 피로를 없애며 머리와 눈을 맑게 해주는 등 해독 작용을 한다. 또한 심장이 답답하거나 갈증이 있거나 소화가 잘 안 되는 경우에 좋은 효과를 얻는 명차이다.

그 외에도 녹차에는 폴리페놀 화합물인 식물영양소 에피갈로카테킨갈레이트(epigallocatechin gallate, EGCG)가 함유돼 있는데, 이 카테킨은, 혈관벽에 붙어서 동맥 경화를 유발하는 단핵세포를 촉진하는 물질의 생성을 억제하는 것으로 밝혀졌다. 이 카테킨은 또 치매의 일종인 알츠하이머병도 개선해주며, 폐의 암세포 증식을 막는 데도 효능이 있다고 한다.

녹차를 마시면 입속이 개운함을 느끼는 것은 녹차 속에 포함된 클로로필과 타닌 때문이다. 또 술을 마시게 되면 술을 알코올과 녹차의 카페인이 서로 반대 작용을 하기 때문에 알코올을 잘 분해시켜준다.

4. 섭취 권장 건강기능식품

(1) 프로바이오틱스(probiotics)

섭취하여 장에 도달했을 때 장내 환경에 유익한 작용을 하는 균주로서 요구르트, 김치, 된장, 청국장 등에 들어 있는 건강에 유익한 균을 말한다. 정장 작용, 젖당 불내성 경감, 변비 방지, 혈중 콜레스테롤 감소, 종양 억제, 당뇨 예방, 혈압 강하 등의 효과가 있다.

(2) 오메가-3 지방산

1978년 덴마크의 존 다이아베르크 박사(Dr. John Dyerberg)는 고등어, 참치, 꽁치 등과 같은 등푸른 생선과 바다포범을 주식으로 하는 그린란드의 에스키모에 대해 건강과 식생활과의 관계를 연구한 결과 이들의 혈중에는 EPA와 DHA가 함유돼 있어 혈관 질환의 발병률을 낮추어줌으로써 건강을 유지할 수 있다고 밝혔다.

이로 인해 EPA와 DHA에 대한 연구가 활발하게 진행되면서 탁월한 효능이 속속 밝혀지기 시작한 것이다.

EPA의 효능은 콜레스테롤 수치를 개선하는 등 혈행을 원활히 하는 데 도움을 주며, DHA는 두뇌와 망막의 구성 성분이며, 두뇌에 영양을 공급하는 데 도움을 준다.

그런데 오메가-3 지방산에 함유된 성분을 보면 첫째, EPA 둘째, DHA 셋째, ALA(알파-리놀렌산)로 구성되어 있다. 이 중에서 EPA는 정어리나 고등어 등의 생선 기름과 해조류에 많이 들어 있고, DHA 또한 등푸른 생선의 기름에 많이 들어 있으며 ALA는 주로 들깨, 즉 들기름 중에 54% 정도 함유돼 있다. ALA는 물론 들깨 외에도 콩기름, 견과류, 녹황색 채소 등에도 들어 있다.[참고로 들깨의 주성분은 리놀렌산(오메가-3 지방산) 54%, 리놀레산(오메가-6 지방산) 13%, 올레산(오메가-9 지방산) 19% 등으로 구성되어 있으며 리놀렌산이 제일 많은 성분을 차지한다.]

이 물질은 오메가-3 위치에 이중 결합을 갖는 고도 불포화 지방산으로 인체의 정상적인 기능을 위해 반드시 필요하지만 몸에서 만들어낼 수 없는 지방이다. 식품 중에 들어 있는 세 가지의 주요 오메가-3 지방산에는 알파-리놀렌산(ALA), 에이코사펜타엔산(EPA), 도코헥사엔산(DHA)이 있다. EPA와 DHA는 고등어, 참치, 멸치류, 청어, 정어리 등에 주로 많이 함유돼 있는데, EPA는 혈액 중의 콜레스테롤을 강하시켜 혈행을 원활히 함으로써 이상지질혈증, 동맥 경화, 심장마비, 뇌졸중과 같은 혈관성 질환으로부터 건강을 지켜주고, DHA는 큰 혈관은 물론 말초혈관까지 혈액의 흐름을 원활하게 하여 뇌의 혈액 흐름을 개선하고 기억력을 개선해주며 손, 발을 따뜻하게 한다. 또한 ALA는 들기름, 아마인, 견과류, 그리고 시금치, 케일, 브로콜리와 같은 진녹색 채소 그리고 해조류 등에 함유돼 있다.

그렇다면 오메가-3 지방산이 특별한 이유는 무엇인가? 첫째, 이러한 성분들은 몸 전체에 걸쳐 세포막, 특히 눈, 뇌, 정자 세포의 세포막을 구성하는 중요한 물질이기 때문이다. 둘째, 이러한 물질들이 전구체의 역할을 하여 일부 호르몬을 생성하는 시발점이 된다는 점이다. 셋째, 심장병과 뇌졸중의 예방과 치료에 도움을 준다. 넷째 최근에는 항암 효능도 있는 것으로 밝혀졌다.

사실 우리는 이 물질의 1일 섭취 한도를 일정량 정해놓고 있지만 아이러니하게도 에스키모인들에게는 그 한도가 없는 듯하다. 그들은 연어와 같은 자연산 생선으로 거의 매일 상당량의 오메가-3를 섭취하고 있는 것이 사실이다. 그들은 심장마비가 거의 없다. 오메가-3 덕분에 혈관이 맑아져 심혈관질환 따위는 모르고 살고 있는 것이 아닌가!

참고로, 오메가-3 지방산 보충제를 선택할 때는 자연산 연어, 멸치, 정어리 등과 같은 소형 어류에서 추출한 제품이 수은 오염이 적다는 것을 인식한다. 또 식물성으로는 청정지역의 해조류에서 추출한 보충제를 선택함이 바람직하겠다. 그 이유는 단사슬 오메가-3 지방산(호두, 아마씨, 들깨. 케일, 시금치 등)은 흡수가 다소 불량하기 때문이다.

※ 연어와 오메가-3 지방산

연어에는 오메가-3 지방산이 풍부한 생선으로 널리 알려져 있다. 그리고 연어 특유의 선명한 붉은 색은 연어의 살에 포함되어 있는 '아스타잔틴(astaxanthin)' 때문이라고 하는데 이 물질은 게, 새우, 연어 등의 천연색소로 항산화력을 가지는 것으로 알려지고 있으며 '코엔자임Q10'보다 항산화력이 150배나 된다고 한다.

※ 코엔자임Q10(coenzyme Q10)

약칭으로 '코큐텐'이라고 부르며 통칭으로는 비타민 Q라고 부르기도 한다. 또 유비퀴논(ubiquinone)이라고도 불리기도 하고 조효소 큐(Q)라고도 한다. 이것은 천연의 항산화제로 ATP의 합성에서 중요한 역할을 수행하며, 온몸의 세포가 생활에 필요한 에너지를 만드는 작용을 돕는 보조효소로서 중요한 물질이다. 이 물질은 사실 비타민은 아니지만 비타민 Q라고 불리기도 한다. 이 물질은 등푸른 생선이나 콩류에 주로 많이 들어 있는데 연령이 고령화할수록 부족해지는 경향이 있으므로 반드시 보충해주어야 한다. 이 물질이 부족하면 세포의 발전소인 미토콘드리아의 작용이 저하돼 골격, 내장, 뇌 등에 중대한 악영향을 미친다. 이 물질은 활성산소가 DNA를 공격하여 위해를 가하기 전에 활성산소를 무력화하여 암을 예방한다.

※ 생선 중 오메가-3 지방산 함량 비교(mg/100g)

생선류	오메가-3 함량
연어	1280~2150
정어리	1150~2000
고등어	400~1850
참치	280~1510

※ 오메가-6 지방산(omega-6 fatty acids)

오메가-6 위치에 이중 결합을 갖는 고도 불포화 지방산으로 식물성 기름에서 발견된다. 오메가-6 지방산에는 아라키돈산(AA), 리놀레산(LA), 감마-리놀렌산(GLA) 등이 있다. 이 기름은 필수 지방산으로서 암, 뇌졸중, 심혈관 질환 등을 예방하기는 하나 오메가-3 지방산과는 달리 친염증성 기름이므로 과량 섭취를 지양해야 한다. 그런데 이 지방이 염증을 일으키기 때문에 배제해야 할 것이 아니냐는 문제가 발생하지만 체내에 유해균이 침투하면 염증을 일으켜 그것을 제거하게 된다. 또한 출혈이 있을 경우 혈소판을 응고하여 지혈을 해야 하므로 이때에도 이 오메가-6 지방산이 필요하다.

현재 보건복지부에서는 오메가-3 지방산과 오메가-6 지방산의 비율을 1 : 4 또는 1 : 10으로 할 것을 권장하고 있다. 그러나 한국영양학회에서는 1 : 4~8의 비율로 먹을 것을 권장하고 있다.

이 물질이 많이 함유된 식품에는 참기름, 콩기름, 옥수수기름, 홍화씨기름, 포도씨유 등이 있다.

⑶ 클로렐라 또는 스피룰리나

㈀ 클로렐라(Chlorella)

클로렐라는 민물에서 생육하는 녹조류에 속하는 단세포 생물로 광합성 능력이 탁월하다. 이에는 60%나 되는 단백질을 비롯해서 엽록소 2~3%, 필수 아미노산, 비타민, 미네랄, 섬유질 등이 풍부하게 함유돼 있다.

클로렐라에는 클로렐라 성장 촉진 인자가 들어 있는데, 이 물질은 어린이의 성장 촉진에 효능이 있고, 성인에게는 저항력을 강화하여 손상된 세포를 치유하도록 도와준다. 그러나 정상 세포의 성장은 촉진하지만, 종양 세포의 성장에는 도움을 주지 않는다.

클로렐라는 스피룰리나보다 2~3배나 많은 엽록소를 함유하고 있는데, 이와 같이 풍부한 엽록소는 간, 신장, 혈액을 청소하고, 독소와 중금속을 제거해준다. 이 제품의 작용을 요약하면 다음과 같다.

단백질 공급원, 체질 개선, 영양 공급, 핵산 공급, 엽록소 공급, 섬유질 공급, 세포 부활, 항암 작용, 면역력 증강, 혈액 정화, 세균 및 바이러스에 대한 저항력 강화 등의 기능이 있다.

㈁ 스피룰리나(Spirulina)

스피룰리나는 남조류에 속하는 단세포 식물로 세포막이 얇아서 소화성이 탁월하다.

이 제품은 균형 잡힌 풍부한 영양소를 함유하고 있는데, 특히 100g 중 단백질이 55~72g이나 함유돼 있어 콩의 단백질 함유량보다 2배나 많고 쇠고기나 달걀의 함유량보다는 3.5배나 많다. 또한 필수 아미노산의 양과 구성의 균형이 잘 이뤄져 있다.

그러나 스피룰리나의 특징은 알칼리도가 엄청나게 높은 데 있다. 즉, 이 제품은 영양의 균형을 잘 갖춘 것은 물론 강력한 알칼리성 식품으로 체내에 유입되면 영양소의 대사를 원활히 해준다. 다시 말해 산성으로 치우친 혈액을 정상화시켜 약알칼리성 체질로 바꿔주는 데 지대한 역할을 한다.

이 외에 항바이러스, 면역 조절, 콜레스테롤 강하, 항산화 작용, 간 기능 개선, 알레르기 경감 작용, 혈압 강하, 혈당 안정, 체내 독소 배출 등의 효능이 있다.

⑷ 키틴 · 키토산의 효능

항암, 항종양, 암 전이 억제, 세포활성화, 대사 촉진, 콜레스테롤 억제, 장(腸) 기능 개선, 혈액정화, 간 기능 강화, 칼슘 흡수 촉진, 항균, 신장 기능 개선, 중금속 제거, 혈당상승 억제, 면역력 강화, 요산 대사, 빈혈 개선, 항혈전, 혈압 강하, 통풍 예방 등

5. 최근 효능이 있는 것으로 평가되고 있는 건강식품

⑴ 보이차 추출물

이 상품은 현재 식약처에서 기능성 인증을 받았기 때문에 제품을 선택하더라도 기능성 인증을 받은 것을 선택하여야 하는데, 실제로 이런 제품을 6개월 이상 섭취했을 때 복부 내장지방이 유의미하게 감소한 것으로 밝혀졌다. 그 원인으로는 보이차에 함유된 갈산 때문인데, 보이차 추출물 1포(1g)에는 갈산이 35mg이나 들어있다고 하는데 그 양은 일반 보이차의 42잔에 해당하는 양이라는 것이다. 갈산은 리파아제(lipase-체내 지방을 흡수시키는 효소)의 활동을 막아 지방이 축적되는 것을 막아주게 된다. 즉, 리파아제의 활성을 억제하여 지방이 분해되지 않도록 하는 역할을 갈산이 한다는 것이다.

⑵ 그라비올라

항암, 항피로, 혈당 개선, 눈 건강, 피부 건강, 면역력 강화 등

⑶ 노니

피부 미용, 혈압 조절, 항피로, 항염, 진통, 항암, 체지방 감소, 면역력 강화 등

(4) 바나바잎 추출물

항당뇨, 항암, 콜레스테롤 강하, 항통증, 위장 건강, 전립선 건강 등

(5) 크릴오일

치매 등 뇌질환 위험 경감, 심혈관질환 위험 경감, 소염, 항암, 면역력, 골격 강화, 피부 건강, 혈압 안정, 콜레스테롤 강하 등

※ 식(食)은 운명을 좌우한다

'운명의 길흉은 식(食)으로 결정한다'라는 말이 있다. 불로초를 찾던 진시황은 50세의 나이로 생을 마감했고, 미식을 탐하던 조선조의 역대 왕들도 장수하지 못했다. 그들의 평균 수명은 40대 중반에 불과했다. 그들은 백미식은 물론이거니와 고기류의 고지방단백질 위주의 식사를 즐겼던 것으로 알려진다. 게다가 과중한 업무도 노화를 촉진하는 스트레스를 유발했을 것이고 또 많은 후궁을 거느리고 살지 않았던가! 이 모든 것들이 단명을 재촉하는 요인으로 작용한 것으로 추정하고 있다. 또 세계적 갑부들도 장수하겠다고 발버둥쳤건만 뜻을 이루지 못했다. 하지만 조선조 왕 중에서 가장 장수한 21대왕 영조는 무려 그 당시에도 82세까지 살았던 것이다. 과연 그 비결은 무엇이었을까? 그것은 채식(菜食)과 조식(粗食)이었다고 알려진다. 다시 말해 가공하지 않고 자연 그대로를 먹었던 것이다. 영조는 정말 얼마나 지혜로운 왕이었던가! 소식은 장수하고 미식은 단명을 재촉한다는 말이 그냥 흘러나온 말이 아니다. 우리는 역사적 사실은 실제 느끼고 있는 것이다. 참고로 소식하되 조식(粗食)해야 한다는 점을 상기하기 바란다. 그러니까 가공하지 않은 자연그대로의 완전식을 먹어야지 정제 식품을 먹어서는 안 된다는 말이다. 정제 식품은 껍질을 다 벗겨 부드러워서 그 맛이 살살 녹는다. 이때 우리는 그 맛에 유혹돼서는 안 된다는 점이 중요하다. 아니, 그 맛 때문에 먹지 말아야 된다는 사실을 잊어버린다는 것이다. 하지만 명심해야 할 사실은 껍질을 벗겼기 때문에 순식간에 혈류에

흡수돼 혈당을 치솟게 한다는 점이다. 혈당이 치솟으면 그 결과는 단명(短命)으로 이어진다는 사실을 잊지 말아야 할 것이다. 어디 영조 왕만 그런가? 오키나와, 압하지야, 빌카밤바와 훈자에 사는 사람들도 모두 전곡(가공하지 않은 완전식)이나 채식을 먹는다는 사실도 우리가 교훈으로 삼아야 할 것이다.

※ 운명을 좋게 하는 방법

인간의 육신은 편안해지고 안락해지면 항상 불행과 관련되는 경우가 많다. 방종에 빠지고 일시적인 향락에 도취되어 행복하다고 느낄 수도 있으나, 그것이 불운의 모태가 될 수도 있다. 음식 섭취의 경우도 이와 다르지 않다. 달콤하고 고소하여 우리의 미뢰(味蕾)를 자극하는 향락식은 지금 당장은 행복하다고 느끼겠지만, '혀가 즐거우면 몸이 괴롭다'란 말을 상기해야 한다. 인간은 소우주이므로 자연의 원리에 따른 섭생을 게을리하여 소우주의 질서가 무너지게 해서는 안 된다. 인간이 질병을 유발하게 되는 것도 바로 운명의 열쇠가 되는 올바른 섭생을 게을리했기 때문인 것이다. 따라서 우리 각자는 우주의 섭리에 따라 살다가 생을 마감한다는 정신 자세로 살아야 한다.

※ 세계보건기구(WHO)가 발표한 세계 10대 불량식품

(1) 튀김

돈가스, 탕수육, 치킨, 감자튀김, 닭강정, 도넛, 꽈배기 등의 튀김류는 자칫 중독되기 알맞은 식품으로 항상 우리를 유혹하고 있다. 그런데 이런 제품들은 튀기는 과정에서 트랜스지방이 과다하게 발생하게 되는데 이런 제품들을 섭취할 경우 활성산소를 발생시켜 혈관을 오염시킨다. 혈관 오염은 심혈관 질환을 유발하는 원인이 되며, 트랜스지방산은 발암물질도 포함하고 있다. 또 튀김 등으로 과량의 지방을 섭취할 경우 담즙의 분비가 증가하게 되는데 이것이 대장암 발병의 원인이 되므로 경각심을 가질 필요가 있다.

그런데 여기서 또 하나 튀김에 대해 특히 주의를 해야 할 사항이 있으므로 참고하면 건강상에 상당한 혜택이 있을 것이다. 그것은 다름 아닌 시중에 유통되고 있는 튀김류 중 편의점 등에서 판매 중인 도시락용 튀김류(크로케도 포함)인데 이와 같은 튀김류는 공장에서 대규모로 튀기다 보니까 튀길 때마다 튀김용 기름을 바꿀 수 없다는 데 문제가 발생한다. 그럴 경우 기름이 산패되어 과산화지질이라는 독성 지질이 발생한다. 그러니까 튀김류는 트랜스지방, 최종당화산물, 과산화지질 등 최고의 독소들로 가득한 제품이므로 절대 섭취하지 말아야 할 것이다. 물론 명절 때나 가정에서 특별한 날 한 번 정도 해 먹고 기름은 버리면 될 것이다. 한 번 먹는 튀김도 '아크릴아마이드'라는 발암물질이 생길 수도 있으므로 주의가 필요하다. 그럼 과산화지질이란 어떤 독소인지 소개할까 한다.

※ 과산화지질

이 독소는 지방을 함유한 음식(기름을 고온으로 달궈 만든 것)이 공기나 햇볕에 노출될 경우 별현되고, 불포화지방산이 공기[산소]와 결합할 때 발생하고, 튀김류가 공기[산소]에 노출될 경우에도 발생한다. 여기서 중요한 문제는 이 과산화지질이 체내의 단백질과 결합하면 단백질의 변성이 나타나 얼굴에는 검은 반점(소위 '저승꽃')이 나타나는데 이것이 리포푸스신(lipofuscin)이고, 인체의 각종 장기를 노화시켜 동맥경화를 비롯해서 암을 유발할 수 있다. 또 이 독소는 체내에서 활성산소(유리기, 프리라디칼)를 만드는 데 큰 역할을 하게 된다는 것이다. 우리는 우리가 좋아하는 평범한 생활로 활성산소에도 피해를 보고 또 과산화지질로도 피해를 보는 그야 말로 몸은 잠시라도 안정될 틈이 없게 된다. 부디 이 책을 읽는 독자들은 튀김 등의 식품을 먹으면서 인생을 대충 살지 않기를 바라마지 않는다.

※ 리포푸스신(lipofuscin)

그리스어로 '지방'을 뜻하는 '리포'와 라틴어로 '거무스름한'을 뜻하는 '푸스신'이 결합한 용어로서 노화의 지표가 된다. 간, 근육, 신경 등의 노화 세포에 잘 나타나는 황갈색 색소로서 노인성 색소 또는 소모성 색소의 하나이다.

(2) 소금에 절인 식품

과다 섭취하면 고혈압을 유발하며 신장에도 부담을 준다.

(3) 과자류

식용 색소와 향료가 다량 포함돼 있다. 열량만 높고 영양소는 부족하다.

(4) 탄산음료

체내의 철분, 칼슘 성분을 소변을 통해 배출시킨다. 유해 색소도 다량 함유하고 있으며 체내의 비타민을 빼앗는다.

(5) 인스턴트식품

염분이 다량 포함돼 있고 방부제와 향료를 포함하고 있어 간에 손상을 줄 수 있다. 중요한 영양소는 없고 열량만 있는 '헛껍데기 식품'이므로 먹지 말아야 한다.

(6) 육가공품(햄, 소시지, 베이컨 등)

가공 단계에서 훈연[스모킹]한 햄, 소시지, 베이컨 등은 향이 좋아 인기가 있으며 방부성이 있어 보존 기간도 길어 좋다. 하지만 훈연할 때의 연기에는 벤조피렌(benzopyrene)이라는 발암물질이 포함될 수 있어 주의를 요한다. 또한 질산염이나 아질산염은 발색제로 사용되는데 아민과 산화질소 또는 아질산염과의 반응에서 나이트로사민(nitrisamine)이라는 발암물질을 조심해야 한다. 이 발색제는 독소인 클로스트리듐 보툴리늄(Clostridium botulinum)의 성장을 억제하기 위해 첨가물로 사용되고 있다.

※ 벤조피렌(benzopyrene)

발암성과 돌연변이 유발성이 있는 물질로 훈연할 때나 숯불에 탄 육류 및 직화구이로 구운 고기에서 많이 발생하는 위험 물질이므로 조심할 필요가 있다.

※ 나이트로사민(nitrisamine)

발암성 물질로 아민과 산화질소 또는 아질산염과의 반응에 의해 발생한다.

⑺ 통조림 식품

생선, 육류, 과일류를 모두 포함하며 비타민을 파괴하고 단백질을 변질시킨다.

⑻ 설탕에 절인 식품

설탕뿐 아니라 소금에 절인 식품도 포함된다. 발암물질인 아질산염을 포함하고 있다. 염분 농도가 너무 높고 방부제, 향료도 포함하고 있다.

⑼ 아이스크림, 아이스케이크류

당도가 너무 높아 쉽게 비만해질 수 있다.

⑽ 숯불구이류

불에 구운 닭다리 한 개는 담배 60개비의 독성과 맞먹는다고 한다.

2장
식습관과 생활습관이
당신의 운명을 좌우한다

1. 소식한다.(부록을 참조한다.)

소식은 체내 소화효소를 아끼고, 대사효소를 증가시켜 대사효소로 하여금 각종 장기의 이상 유무를 순찰하게 하여 미연에 안전하게 신진대사가 이루어지게 함으로써 노화를 지연시켜 준다. 소식을 할 때도 신선한 채소와 발효 식품 등 효소가 많이 들어 있는 음식 위주로 먹는다. 특히 저녁 식사는 채식 위주로 절대 소식하여야 숙면을 취할 수 있다.

학이나 거북과 같은 장수 동물은 창자가 거의 항상 비어 있다고 한다. 배고픔만 살짝 달랠 뿐 절대 과식하지 않으니 몸이 항상 맑아 장수할 수 있는 것이다.

여기서 특히 강조하고자 하는 사항은 장수하는 사람들의 공통된 점이 바로 에너지 섭취량이 적다는 사실, 즉 소식한다는 사실이다. 그들의 1일 섭취량은 1,200칼로리 정도로 적다. 따라서 이러한 결과를 보더라도 칼로리를 지나치게 많이 섭취하는 사람, 즉 과식하는 사람은 반드시 단명한다는 사실을 상기해야 한다. 어디 그뿐인가! 과식으로 인해 생긴 최종산물인 포도당을 우리의 세포가 다 받아들이지 못하게 되어 포도당이 혈중에 떠다니게 되어 치명적인 결과를 유발하게 되는 것이다. 이것저것 아무 거나 많이 먹지 말아야 할 일이다. 섭취한 음식은 모두 다 그 최종산물이 포도당이라는 사실을 망각하지 말아야 할 것이다. 우리 인체는 그 많은 투입량

(불필요한 쓰레기 영양소)을 받아들일 수 없다는 데 문제가 있다. 소식의 중요성이 바로 여기에 있다.

2. 매일 규칙적으로 운동한다.(부록을 참조한다.)

운동은 면역력 증강의 '1등공신'임을 절대 잊지 말아야 한다. 다시 말해 적당한 운동을 평생에 걸쳐 해야 한다. 적당한 운동이야말로 몸의 노폐물을 제거하고 면역력을 키워주는 최고의 역할을 하는 것이다.

3. 녹즙을 상식한다.

4. 청국장을 자주 섭취한다.

※ 청국장의 효능

'팔방미인'격인 검은콩청국장의 효능을 열거하면 다음과 같다.

ⓐ '제니스테인'이란 물질은 유방암, 결장암, 직장암, 폐암, 전립선암 등에 효능이 있다.

ⓑ 레시틴과 단백질 분해효소는 혈전이나 콜레스테롤을 용해해 뇌졸중에 효능이 있다.

ⓒ 레시틴이 분해하면 콜린이 생성되는데, 이 물질은 치매 환자에게 부족한 아세틸콜린이란 신경 전달 물질을 증가시킨다.

ⓓ 바실러스균에 의해 만들어진 청국장이 아미노산을 만들어 고혈압의 발생 인자인 안지오텐신 전환 효소의 활성을 억제해 혈압을 강하시킨다.

ⓔ 풍부한 비타민 B_2는 알코올 분해를 촉진시켜 간 기능을 좋게 한다. 아르지닌이란 물질은 혈관를 확장하여 혈류를 증가시키는 일산화질소(NO)의 전구체이다.

ⓕ 100g에 칼슘이 90mg이나 들어 있어 골다공증을 예방한다.

ⓖ 변비, 설사를 예방해준다.

ⓗ 소화가 안 되고 장내에 노폐물이 남아 이상 발효를 일으켜 유독 가

스가 찰 때 이 이상발효를 억제하는 작용을 한다.

ⓘ 심장병이나 뇌졸중의 원인이 되는 혈전을 녹여주는 효소가 다량 함유돼 있다.

ⓙ 섬유질이 풍부해서 당의 흡수가 천천히 일어나도록 돕고, 트립신 억제제와 레시틴은 인슐린 분비를 촉진시킨다.

ⓚ 트립신 억제제는 항암, 항당뇨 등의 역할을 한다.

ⓛ 레시틴은 내장의 독소를 청소하는 동시에 피부의 노화도 막아준다.

ⓜ 100G당 8.6mg의 철분이 들어 있고, 악성 빈혈을 방지하는 비타민 B_{12}도 들어 있어 빈혈을 막아준다.

이렇게 보약과 다름없는 청국장도 국이나 찌개에 넣으면 안 된다. 청국장을 끓이면 청국장에 함유된 소화 효소와 혈전 용해 효소가 완전히 파괴되기 때문에 소기의 효과를 기대할 수 없다. 정 넣어서 먹고 싶다면 식힌 후에 넣으면 된다. 그러니까 아예 생청국장으로 한 번에 두 숟갈 정도 먹는 것이 좋겠다.

그런데 청국장의 효능을 보면 해콩으로 만든 것이 묵은 콩보다 암 예방 효과가 2배 정도 뛰어나고, 바실러스균을 넣지 않은 것보다 균을 넣거나 짚을 이용하여 만든 것이 암 예방 효과가 2~3배 정도 높았다는 연구 결과와, 청국장을 만든 후 죽염을 2~7% 처리한 것이 다른 소금을 넣거나 소금을 전혀 넣지 않은 것보다 암 예방 효과가 컸다는 연구 결과가 있다는 점에 유의한다.

5. 매일 마늘과 양파를 섭취하면 탁월한 면역력을 유지할 수 있다.

6. 하루 최소한 6시간(적정 수면 시간은 7시간 30분)의 숙면을 취한다.

수면이 부족하면 노화를 재촉하므로 절대 수면이 부족하지 않도록 한다.

7. 매일 녹황색 채소를 통해 식물영양소, 비타민, 미네랄, 효소를 충분히 섭취한다.

8. 매일 적정량의 과일을 통해 식물영양소, 비타민, 미네랄, 효소를 충분히 섭취한다.

9. 매일 장청소를 하는 등 몸안의 독소를 제거한다.

장내에 쌓인 노폐물이 제때에 배출되지 못하면 게실염(憩室炎)이 되어 숙변으로 남게 된다. 이렇게 되면 유독 가스가 발생하는데, 이 가스는 혈액을 타고 전신으로 퍼져 오장육부를 병들게 하고, 뇌에 전달되면 기억력과 집중력을 감퇴시키며 최악의 경우 뇌의 기능을 무력화하여 치매까지 발생시키는 가공할 파괴력을 지닌다. 그러므로 장에 숙변이 쌓이지 않도록 매일 디톡스를 해야 한다. 그렇게 하려면 매일 간헐적 단식이나 대용 단식법을 실천하거나 운동을 열심히 하고 섬유질을 충분히 섭취해야 한다. 물 또한 규칙적으로 마셔야 한다.

10. 통곡류, 생식 등 자연식품을 통해 식물영양소, 비타민, 미네랄, 효소를 충분히 섭취한다.

즉, 효소가 많이 함유된 채소나 과일과 같은 생식을 항상 섭취하는 식습관을 가져 체내에 '생명의 촉매'인 효소가 충만한 환경을 만들어야 한다.

11. 매일 2L 정도의 충분한 물을 마신다.

건강한 혈액을 만들기 위해서도 하루 8잔의 물을 반드시 마셔야 한다. 혈액의 점도를 낮추어 적혈구와 백혈구의 수치가 오르지 않도록 해야 한다. 이 물질들의 점도가 오르면 염증물질이 발생하는데 이때 혈관이 손상을 입으면서 혈류가 이상해진다. 충분한 물의 음용은 면역력을 증강시키는 1등공신이기 때문이다. (1일 2.5L 중 500ml 정도는 음식에 함유된 수분의 양으로 생각한다.)

물을 마시는 시기는 기상 시 2잔, 아침 식사 약 1시간 후 1잔, 점심 식사 약 1시간 전 1잔, 점심 식사 약 1시간 후 1잔, 저녁 식사 약 1시간 전 1잔, 저녁 식사 약 1시간 후 1잔, 운동 전후 1잔씩, 목욕 전후 1잔씩으로 하여 매일 약 10잔을 마신다.

물을 충분히 마시지 않을 경우 인체에 많은 스트레스가 생기고 면역 기능이 손상된다는 점을 인식한다.

12. 자신에게 필요하다고 생각하는 건강기능식품을 선택하여 섭취한다.

인체는 초정밀 기계나 다름없기 때문에 아무리 잘 관리해도 어딘가 문제가 나타나기 마련이다. 그러므로 그러한 상황을 예측해서 적절한 건강기능식품을 선택해서 섭취하면 생활습관병을 비롯해 각종 질병을 미리 예방할 수 있게 된다.

13. 항상 긍정적으로 생각한다.

건강은 식(食), 심(心), 동(動)의 조화에서 나오기 때문에 항상 긍정적으로 생각하는 마음이 중요하다는 사실을 상기한다.

14. 간헐적 단식을 한다.

가령 저녁 식사를 오후 6시에 할 경우 다음날의 점심 식사를 오후 12시, 정오에 한다면 18시간의 단식을 하는 셈이 된다. 이 방법은 '西醫學健康法'에서 하는 1일 2식에 해당하는 방법과 같다. 단, 체질상, 환경적 상황, 여건상, 현대 의학적 견해 등으로 이 방법이 부적절하다고 생각할 경우에는 배제한다.

15. 매일 명상을 생활화한다.

명상을 자주하면 면역력이 떨어지는 것을 막아준다.

명상의 목적은 우리의 몸과 마음 안에 내재되어 있는 능력을 끌어내어 삶에 보다 충실해지고, 침착해지며 목적의식을 갖고 좀 더 깨어 있는 삶을 살아가기 위한 것이다.

명상은 근육의 긴장을 풀어주고, 심박수와 혈압을 낮춰주며 길게 숨 쉬는 습관 및 내면의 안정과 평화를 만들어준다.

16. 등푸른 생선, 해조류, 섬유질, 식물영양소를 규칙적으로 섭취한다.

17. 매일 자신에게 적절한 차(茶)를 선택하여 마신다.

물을 마시는 틈틈이 자신에 맞는 차를 선택하여 마시는 지혜가 필요하다. 즉, 생강차라든지 인삼차라든지 자신에게 맞는 차를 선택하고, 녹차나 코코아차도 좋은 차이다. 차의 종류는 너무나 많으므로 이것이 좋겠다 싶으면 그것을 선택하여 음용하는 것이 좋을 것이다. 단, 카페인이 든 차는 물을 마신다기보다는 오히려 이뇨 작용을 하므로 가급적 삼가는 것이 좋다. 상기한 코코아차에도 물론 카페인이 약간 있긴 하지만 하루 한두 잔 정도는 소량이기 때문에 별 문제가 없을 것이다.

18. 시간 나는 대로 공원이나 잡목이 많은 숲을 찾아 맑은 공기를 마신다.

도시 생활을 하는 현대인들, 특히 대도시 사람들은 숙명적으로 매일 호흡하는 동안 환경 호르몬, 자동차에서 내뿜는 산화제, 이산화탄소, 일산화탄소, 탄화수소, 황산화물, 황화수소, 질소화합물, 암모니아, 오존 등과 같은 배기가스, 자동차 타이어에서 마모되어 나오는 납, 수은, 6가 크롬, 카드뮴 등과 같은 독성 물질을 들이마시고 산다. 거의 도시화한 현대 사회에서 우리는 숙명적으로 이러한 유독 물질에 노출된 채 살고 있는 것이다. 그러므로 의도적으로 매일 또는 틈틈이 시간 나는 대로 근처의 야산이나 숲을 찾아 음이온을 듬뿍 마셔야 한다.

19. 매일 천연 발효 식초 마시기를 생활화한다.(식초에 관해서는 1장 3. 섭취 권장 건강식품 (9)를 참조한다.)

식초의 주성분은, 살균과 해독 작용을 하며 부신 피질 호르몬의 원료가 되는 초산[아세트산]이다. 식초에는 초산 외에도 각종 아미노산, 사과산,

호박산, 주석산 등 60여 종의 유기산이 함유돼 있다. 산성인 식초는 체내에 들어가면 알칼리성으로 작용하기 때문에 체내에 생긴 산을 중화시키고 혈액과 체액의 PH를 안정된 상태로 유지시켜준다. 천연 식초에는 각종 필수 아미노산이 풍부하게 함유돼 있기 때문에 위벽을 손상시키지 않고 살균 효과를 얻을 수 있다. 식초의 효능은 상기한 효능 외에도 셀 수 없이 엄청나게 많다. 평소 식초 마시기를 생활화하면 만병을 물리칠 수 있으며 노화 또한 지연시킬 수 있다.

그런데 식초를 1일 100ml씩 마시면 10년 이상이나 더 장수한다는 연구 결과가 있으나 체중 1kg당 0.5ml가 적당한 것으로 알려져 있다는 것을 간과하지 말아야 한다. 식초가 좋다고 과량 섭취할 경우 말초신경에 감각 이상이 생겨 손발에 감각이 없어지고 보행에 자장을 초래하는 등 부작용이 나타날 수 있다는 점도 알아야 한다.

20. 매일 일광욕을 최소 20분 한다.

햇빛은 비타민 D를 공급해 체내에 칼슘과 철분 흡수에 도움을 준다.

21. 항상 일정한 체중을 유지한다.

22. 매일 똑같은 식사를 하지 말고 다양한 식품을 섭취한다.

23. 비타민 A, C, E가 함유된 식품을 많이 섭취한다.

24. 내가 먹는 것이 곧 내 몸이다라는 것을 항상 기억한다.

즉, 좋은 음식을 먹으면 좋은 몸이 될 것이고, 나쁜 음식을 먹으면 나쁜 몸, 즉 병든 몸이 된다는 사실을 기억한다.

25. 항상 자연식품만을 섭취한다.

인간은 자연과 더불어 살아가도록 설계되었다. 그러므로 자연에서 생산되는 자연 그대로의 먹을거리를 항상 먹어야 건강한 삶을 누릴 수 있다.

26. 매일 샐러드를 많이 섭취해야 한다.

샐러드를 섭취할 때는 시중에 있는 샐러드드레싱은 먹지 않는 것이 현명할 수도 있다. 왜냐면 그 속에는 식품첨가물이 많아 콜레스테롤을 상승시킬 수 있기 때문이다. 참고로 손수 만들어 먹는 샐러드드레싱을 몇 가지 소개할까 한다.

※ 손수 만드는 샐러드드레싱 몇 가지

⑴ 양파와 들깨가루를 적당량으로 믹스한다.

⑵ 토마토와 아몬드를 약 3 : 1의 비율로 믹스한다.

⑶ 강황가루를 생수와 적당량으로 희석한다.

27. 매일 20~35g의 섬유질을 섭취한다.(섬유질에 관해서는 5장 섬유질 섭취로 당뇨병 예방하기를 참조한다.)

섬유질은 소장에서 영양분 흡수를 지연시킬 뿐 아니라 대장에 남겨진 각종 독성 물질을 배출시키는 역할을 충실히 이행하므로 매일같이 섬유질 섭취를 게을리 해서는 안 된다.

28. 장수촌 사람들의 식습관과 생활습관을 본받는다.

세계적인 장수촌으로 유명한 구소련 코카서스 산맥의 압하지아(Abkhasia), 파키스탄의 훈자(Hunza), 남미 에콰도르의 빌카밤바(Vilcabamba), 일본의 오키나와 현에 사는 주민들의 장수 비결은 건강한 식습관은 말할 것도 없지만, 고산 지대의 깨끗한 공기와 맑고 광물질이 풍부한 물 때문인 것이다. 게다가 부지런히 생활하면서 항상 몸을 움직이는 등 훌륭한 생활 습관이 장수의 비결일 것이다. 하지만 한국에 사는 우리들은 비록 공해가 없는 쾌적한 환경은 아닐지언정 그들의 부지런한 생활 습관과, 그리고 채소와 과일, 좋은 물, 소식하는 습관, 항상 발효 식품의 섭취 등과 같은 식습관을 본받아야 건강한 삶을 누릴 수 있을 것이다.

29. 가능한 한 공기 좋고, 물 좋은 산속에 집을 짓고 살아야 한다.

30. 뼈가 노화되지 않도록 해야 한다.

뼈의 노화를 지연하기 위해 걷기 등의 유산소운동은 물론 근력운동으로 근력과 근육을 키워야 한다. 운동을 하지 않으면 근력의 50%, 근육의 70%를 잃게 된다. 특히 노년 건강에 근력은 대단히 중요하므로 아령 등의 무산소 운동을 통해 근력을 키우지 않으면 안 된다. 근력을 키우는 운동으로는 스텝퍼, 스쿼트, 레그프레스 등 주로 하체를 키우는 데 중점을 둘 필요가 있는데, 특히 허벅지 근육은 온몸 근육의 2/3를 차지하고 있으며 포도당을 70%나 소모시킨다. 따라서 허벅지 근육이 많을 때는 근육이 포도당을 많이 소모하므로 혈관에 포도당의 비중이 적은 반면 허벅지 근육이 적을 때는 포도당을 적게 소모하므로 그 결과 혈관에 잉여 포도당이 많아 혈당이 상승하게 된다. 우리가 하체, 특히 허벅지 근육을 키워야 하는 이유가 바로 여기에 있다고 하겠다.

31. 항상 젊게 생각하고 행동하면 노화가 지연된다.

나이 든 사람들은 누구나 자신의 실제 나이보다 젊게 보이는 것을 좋아하기 마련이다. 사람은 각기 노화의 속도가 차이가 나기 마련이다. 나이에 대해 다음과 같이 4가지로 분류하는 방법이 있다. 첫째, 우리가 보통 사용하는 '달력 나이'가 있다. 둘째, '생체 나이(건강 나이)' : 같은 연령인데도 생리적 현상에 따라 한 사람은 늙어 보이고 다른 사람은 젊어 보이기도 한다. 가령 병색이 완연한 20대는 40대로 보일 수 있고, 건강이 최고조에 이르는 40대는 20대로 보일 수 있을 것이다. 개인의 건강 나이는 텔로미어 검사를 통해서 확인할 수 있지만 아직 그 이용도가 대중화되지 않고 있다. 그러나 일반적인 '건강 나이' 측정법에는 폐활량, 심장 기능, 신장 기능, 피부 변화, 내분비계의 호르몬 수치, 신체의 산소 소비 능력, 면역계의 반응, 신경학적 기능 등이 있다. 셋째, '정신 연령' : 두뇌의 능력, 감정의 반응 속도, 호기심 등이 정신 연령을 좌우한다. 넷째, '사회적 연령' : 70~80세 이상의 고령인데도 은퇴하지 않고 현역으로 사회 활동을 하고 있는 사람의 경우는 사회적 연령이 젊다고 할 수 있다. 이와 같이 항상 생년월일, 즉 '달력 나이'를 생각하지 않고, 건강법을 잘 터득하여 건강한 생활을 하면 연령을 젊게 유지할 수 있으며, 매사에 호기심을 가지고 사회 활동을 하면 노화를 지연할 수 있을 것이다.

32. 음식은 천천히 먹는 습관을 들인다.

음식을 먹을 때 우물우물 오래 씹지 않고 대충 씹어 빨리 삼키면 천천히 먹을 때보다 더 많은 공기와 음식을 삼키게 된다. 이렇게 되면 위가 급속도로 팽창하게 되는데, 이때 위산이 역류하게 되고, 강한 산은 식도의 점막을 손상시킨다. 이런 경우가 반복될 경우 점막이 변성되어 식도암이 유발될 수도 있다. 그러므로 음식을 씹을 때 씹는 횟수를 많이 해야 한다. 일반적으로 100번 이상 씹으면 침이 2배나 증가하게 되는데, 음식물을 오래 씹으면 씹을수록 귀밑샘과 턱밑샘에서 파로틴(parotin)이란 호르몬이 분비되어 뼈나 치아의 칼슘 침착을 촉진하게 된다.

이 호르몬은 또한 활성산소를 줄이고 노화도 예방해준다. 또 씹는 것은 최고의 얼굴 운동법이기도 하다. 뇌와 얼굴의 모든 근육이 이완되기 때문이다. 천천히 오래 씹는 것은 식욕도 억제할 수 있고, 스트레스를 줄여주는 훌륭한 명상법이기도 하다.

3장
단맛 중독

    달콤한 유혹을 어찌할까? 고민해 본 적이 있는가? 독자 중에는 설마 '나는 단맛이나 즐기면서 인생을 대충 살고 싶으니 잔소리하지 말라'라고는 하지 않을 것으로 믿는다. 단맛을 즐기는 사람들은 자신들의 식습관이 혹시 아찔하다고 느끼지는 못할 것이다. 오로지 혀의 요구에 따르다 보니 경각심 따위는 아예 없다. 이것이 바로 문제라는 데 그 심각성이 있다. 단맛 중에서 중독성이 가장 심한 액상과당의 경우 설탕보다 무려 1.5배나 더 달아 우리는 더 치명상을 입을 수 있다. 빵에도 액상과당이 들어 있고, 카레(강황 100%가 아닌, 강황이 소량 첨가되었기 때문에 쓴맛이 적어 소비자들이 쉽게 빠져들기 좋게 만든 일반 시중 상품)에도 액상과당이 들어 있기에 이 중독성 높은 식품을 쉽게 빠져나올 수 없을 것 같다. 또 탕수육 한 그릇에는 설탕이 무려 72g이나 들어 있다는데, 탕수육을 먹으면서도 설탕은 안 먹는다고 한다는 말은 어떻게 받아들여야 할까? 탕수육과 같은 좋은 술안주가 있는데 술이 빠질 수가 있겠는가? 막걸리도 사 오고 사이다도 사 와서 섞어 마시게 되면 설탕 섭취는 훨씬 늘어나게 된다. 이 역시 사이다는 마시되 설탕은 안 먹는다고 하니 이를 어찌하면 좋을까? 한편 청량음료 한 캔에는 설탕이 무려 37.5g이나 함유돼 있다는 사실을 마시는 사람들은 미처 느끼지 못한다. 우리는 거리낌 없이 그 청량음료 한 캔을 다 마시지만 우리 인체는 하루에 설탕을 15g 이상 처리하지 못한다고 한다. 그러니 여분의 설탕은 어떤 해악을 끼치게 될까! 특히 어린이나 청소년들 중 약 절반가량이 당류를 과잉 섭취한다는 것이다. 이것이 계속될 경우 소아비만이 나타날 것이고 그 결과 지방간, 고혈압, 수면부족, 피부질환, 당뇨병, 동맥경화, 이상지질혈증 등 여러 질병에 노출될 가능성이 크다. 최근 아동들의 당뇨병이 늘어난다고 하니 이 역시 심각한 상황이다. 하지만 우리 부모들은 학교 성적이나 상급 학교 진학에만 몰두할 뿐 자신들의 자녀들이 어떤 음식을 섭취하는 데는 관심이 없다. 떡볶이를 잘 먹는다고 자주 먹이고, 튀김을 좋아한다고 그것도 자주 먹이고, 식사 때 목이 마르다고 물도 먹이고, 그저 아이들이 하고 싶어 하는 대로 그냥 방치하기 마련이다. 그 결과는 이미 뻔하지 않은가? 하지만 우리는 미각을 즐김은 병으로 가는 길임을 인식할 필요가 있다. 혀끝만 만족시키면 된다는 소위 작은 행복에만 끌려 다녀서야 한단 말인가? 부모들이 맛집만을 찾는 마당에 자녀들의 향락식은 아랑곳하지 않기 마련이다.

하지만 우리는 지나치게 미각의 추구에만 빠져들지 않는 지혜를 가져야 할 것이다. 미각을 추구하다가 자칫 자신도 모르게 어느 날 질병의 나락에 빠지는 일이 있어서는 안 될 것이기 때문이다.

실제로 단맛 중독으로 낭패를 본 실화가 있다. 10여 년 전 필자가 사는 이웃에 암 등을 위시하여 각종 질환에 시달리는 사람(세간의 말대로 '종합병동')이 있었다. 마침 이 사람은 아들이 의사였다. 그 아들은 물론 대도시의 병원에 근무하고 있었다. 평소 필자는 이 환자에게 자연식 그것도 구체적으로 건강기능식품을 소개한 적이 있다. 하지만 그 환자는 그의 아들의 말을 믿겠는가? 아니면 필자의 말을 믿겠는가? 말할 필요도 없이 그의 아들의 말을 믿고 각종 현대 의학적 요법에만 전념했던 것이다. 그 '의사(식품의 효능을 모르는 자)'의 처방에 따라 행동했던 그 환자는 결국 5년 후 '불귀의 객'이 되고 말았다. 말하자면 그 의사는 자기 가족의 식습관과 생활습관을 체크하지 못하고 대증요법에만 의지해 현대적 처방에만 의존하여 그 환자에게 약간의 생명을 연장해준 셈이었다. 여기서 우리는 평소의 식생활과 생활습관이 얼마나 중요한지를 실감하지 않을 수 없다. 평소 운동 안 하고, 단 음식과 튀김 좋아하고, 보통 사람들이 하는 방식으로 살아온 결과는 명약관화했던 것이었다. 격세지감이 있지만 최근 모 유명한 의사는 《나는 왜 영양제를 처방하는 의사가 되었나》란 책도 쓰지 않았는가? 의식동원(醫食同源)이란 말이 아무런 근거 없이 그냥 나온 말이 아니지 않은가!

1. 우리의 식생활에 단맛이 너무 많다

음식 분별없이 먹지 않기로 명세한 우리의 결의는 달콤한 음식 앞에서 작심삼일로 또 이렇게 허무하게 무너지고 마는가? 오늘날의 우리의 음식은 지나칠 정도로 설탕이 많이 들어가는 음식으로 만들어지고 있는 실정이다. 경상도 사투리로 '천지삐까리'로 널려있는 게 오늘날 단맛의 현실이다. 예컨대 과자, 떡, 빵, 아이스크림, 김치, 각종 반찬, 양념갈비, 매실청, 고추장, 냉면, 간장, 커피, 콜라, 사이다, 각종 과일, 물엿, 벌꿀, 조청, 강정, 유과, 유산균음료, 주스 등 그야 말로 설탕이 안 들어가는 음식이 없을 정도다. 한 번 맛을 들이면 달콤한 악마의 유혹에서 좀처럼 벗어나기 어렵다. 혈액과 체액이 오염되어 건강에 이상이 생기는 것은 바로 이러한 맛있는 음식 때문이다. 모든 음식이 그야 말로 설탕으로 범벅이 되어 있다고 해도 과언이 아니다. 당뇨병과 암이 증가하고 있는 원인이 여기에 있는 것이다.

한국인의 1일 평균 당분 섭취량은 61.4g이라고 한다. 이는 세계보건기구(WHO)에서 권장하는 25g의 섭취량을 2배 이상이나 뛰어넘는 양으로, 이 양을 티스푼으로 환산하면 약 16티스푼에 해당한다. 단맛은 계속 더 단맛을 요구하게 되므로 평소 우리가 자주 먹는 음식에는 당류가 얼마나 들어 있나 하고 유심히 검토해볼 필요가 있다. '단맛 중독'은 당뇨뿐 아니라 암 그리고 대사질환 등의 위험을 높이므로 식품을 선택할 때 당이 많은 콜라, 사이다 등의 탄산음료, 과일주스, 인스턴트커피 등의 섭취를 삼가야 하고, 음식을 조리할 때도 설탕, 꿀, 물엿 등을 넣지 말고 단맛이 나는 양파, 양배추, 파프리카 등을 넣도록 해야 한다. 빵과 엿, 과자, 떡도 가급적 삼가야 한다.

그러므로 이 '달콤한 악마'의 유혹에서 벗어나는 길은 오로지 자신의 의지밖에 없는 것이다. '음식은 머리로 먹어야 한다'는 말이 있다. 즉, 맛에 취하지 말고 의도적으로 불량한 음식을 피하려는 필사적 노력을 하지 않으면 안 된다. '안 보면 잊어버린다'는 말이 있다. 가급적 당분이 많이 든 음식을 피하고 당분 함량이 낮거나 건강에 유익한 음식으로 눈을 돌리라는 말이다. 맛에 취하는 작은 행복보다 질병 가까이 가지 않겠다는 큰 행복이 더 낫지 않을까?

2. 단맛의 종류

※ 대표적인 단맛 몇 가지를 열거하고 그 장단점을 생각해본다.

(1) 설탕

'식품의약품안전처'에서 밝힌 내용을 보면 하루 열량의 10% 이상을 설탕으로 섭취했을 경우, 비만은 39%, 고혈압은 66% 그리고 당뇨는 41%나 발생 위험이 증가한다고 보고한 바 있다. 우리는 평소 청량음료를 마실 때 한 캔에 설탕이 무려 37.5g이나 함유돼 있다는 사실을 인지하지 못한다. 단지 그것을 마시는 이유는 단맛, 즉 설탕 맛 때문일 것이다. 게다가 간식용인 빵 등에도 약 10~20%의 설탕이 들어 있다는 사실을 알 리가 없다. 이것이 우리의 오늘날의 현실이다. 기초가 이렇게 허술한데 어떻게 질병에 노출되지 않다고 말할 수 있겠는가? 주부의 재교육이란 말이 있다. 우리 모두는 자식 교육 하나(특히 건강 교육) 제대로 시키고 있는가라고 반문해 볼 수도 있을 것이다. 참고로 우리 인체는 하루에 설탕을 15g 이상 처리하지 못한다고 하니 섭취 후 여분의 설탕은 인체에서 어떤 해악을 끼치게 될까? 한 번 반문해 볼 수도 있을 것이다.

(2) 액상과당[콘 시럽]

액상과당은 단맛의 종류 중에서 인체에 가장 해로운 것인데, 이것은 옥수수녹말의 포도당을 효소를 이용하여 과당으로 만든 것으로 설탕보다 1.5배나 달기 때문에 우리는 쉽게 그 단맛의 유혹에 넘어가기 쉽다. 게다가 가격도 저렴하기 때문에 과자류, 닭강정 소스, 잼, 물엿, 과일주스, 콜라와 같은 청량음료 등 거의 모든 가공식품에 이용되고 있는 실정이다. 그런데 이 물질은 말 그대로 액체 상태이다. 그렇기 때문에 소장에서 설탕보다 더 빠르게 흡수되어 순식간에 혈당을 급상승시킨다. 게다가 칼로리도 엄청 높아 섭취 후 피해는 불을 보듯 명확하다. 반드시 피해야 할 물질이지만 단일 식품이 아닌 대부분의 식품에 첨가되어 있어 이 물질을 피하기는 여간 어려운 것이 아니다. 게다가 '기업 논리'도 한 몫 한다. 이 물질이 첨가된 제품을 섭취할 경우 건강상의 피해 따위는 아랑곳하지 않는다. 맛있다는 명목으로 많이 판매하는 데만 혈안이 된 채 소비자를 부추긴다.

그러나 우리는 이것이 우리의 인체를 병들게 하는 악당 중 하나인 당화반응, 즉 최종당화산물(6장 8, 혈독의 종류 참조)로 변하게 하는 주범이라는 것임을 절대 망각하지 말아야 할 것 같다. 이것은 과량의 당분이 단백질이나 지방과 결합하는 것을 말하는 것으로서 무심코 지나쳐 갈 문제가 되지 못한다. 하지만 우리는 그 맛이나 식감 때문에 경각심 따위는 나 몰라라 한다. 누룽지가 그렇고 진갈색이나 검은 색으로 변한 빵이 그렇고 감자칩, 닭튀김 등 이루 말할 수 없을 정도로 주변에 이런 최종당화산물이 함유된 식품이 늘려 있다.

액상과당이 첨가된 제품 가운데는 우리가 흔히 접할 수 있는 것이 있으니 그게 바로 카레란 제품인데 여기에는 카레의 효능을 내는 강황(노란색의 식물영양소 색소는 쿠르쿠민 curcumin)은 소량 첨가된 반면 강황 외에 각종 첨가물로 범벅이 되다시피 만든 제품이 있으므로 구입할 때 성분표시를 꼭 확인하여야 할 것이다. 각종 첨가물에는 향미 증진제, 유화제,

증점제, 산도 조절제 등의 인공 조미료가 우리들의 건강을 위협하고 있다. 특히 액상과당은 내장 지방을 증가시키고, 인슐린 저항성을 유발하며 나쁜 콜레스테롤(LDL 콜레스테롤)을 증가시키는 등 우리의 건강을 최악의 상태로 내몰고 있는 물질이란 것을 인식할 필요가 있다. 액상과당은 또 커피숍에서도 사용되고 있다. 우리는 커피숍에서 맛좋은 커피에 부정적인 평가는 하지 않는다. 문제가 되는 것은 이 액상과당이 상업용으로 제조된 유전자변형 옥수수로 만든 것이라는 것이다. 값이 싸고 단맛도 강해 커피숍을 찾는 고객을 쉽게 유혹할 수 있는 장점 때문에 유전자변형이란 말 자체는 안중에도 없다. 그렇기 때문에 우리가 할 수 있는 유일한 저항은 이런 사실을 알고 커피숍에 안 가는 길밖에 없다.

(3) 벌꿀

물엿이나 조청과는 달리 벌꿀은 좀 쓸 만하다고 우리가 보통 생각할 수 있을 것이다. 왜냐하면 여기에는 비타민, 미네랄, 아미노산, 프로폴리스, 로열젤리, 효소 등 괜찮은 영양소들이 다량 함유돼 있기 때문일 것이다. 하지만 제법 큰 함정이 있음에 유의해야 할 것이다. 그것은 바로 고열량과 고GI 때문이다. 실제로 벌꿀은 혈당이 88로 상당히 높다. 게다가 열량은 100g당 294kcal이라고 하니 이런 단점 때문에 가까이 할 식품은 아닌 듯하다. 특히 설탕물로 생성시킨 사양벌꿀은 더욱더 피해야 할 것 같다. 사실 비타민과 미네랄이라면 종합비타민미네랄 제품을 섭취하면 될 것이며 우리가 현미에 포함돼 있는 쌀눈 또한 비타민과 미네랄의 보고(寶庫)이기 때문에 현미를, 벌꿀에 함유된 비타민과 미네랄의 대용품으로 하기보다는 '쌀눈'이란 제품이 시중에 나와 있기 때문에 그걸 구입해서 섭취하면 비타민과 미네랄을 듬뿍 섭취할 수도 있을 것이다. 물론 쌀눈에는 비타민과 미네랄 외에도 상당히 중요한 영양소가 많이 함유돼 있고 그 효능 또한 탁월하므로 평소 가까이 하면 좋을 듯하다.

⑷ 올리고당, 프락토올리고당

올리고당은 포도당이 3~10개로 구성되어 있다. 올리고당은 유익균의 먹이가 되는데, 감미도는 설탕의 약 30% 수준이고 칼로리도 낮아 설탕의 약 25% 수준에 그친다. 한편 프락토올리고당 역시 유익균(비피도균)의 먹이가 되는데, 이것이 프리바이오틱스다. 프리바이오틱스는 건강에 이로운 당류로서 통밀, 오트밀, 귀리, 보리 등과 같은 전곡류, 양파, 우엉, 당근, 콩, 버섯, 셀러리, 양배추, 미역 등과 같은 난소화성 채소류와 해조류에 다량 함유돼 있기 때문에 평소 이런 채소류를 섭취하면 혈당도 안 올리고 유익균을 증식시키는 프로바이오틱스의 먹이도 제공해 주게 되므로 우리의 장은 한층 더 건강한 상태를 유지할 수 있을 것이다. 설탕 대신 주부들이 요리에 사용할 수 있는 프락토올리고당 제품이 출시된 지도 오래 되었다. 그러기에 설탕 대용품으로 널리 사용되어야 할 듯하다.

⑸ 자일리톨

자일리톨은 당지수가 8로서 최저GI식품이다. 이 제품은 설탕과는 달리 췌장에서 생산되는 인슐린도 요구하지 않는다. 이것은, 포도당이 6탄당인 반면 5탄당으로서 섭취해도 치아에 기생하는 뮤탄스균이 침범하지 못해서 충치를 예방해주기도 한다. 시중에 판매 중인 자일리톨껌이 좋은 예가 되겠다. 하지만 자일리톨 자체는 다소 고가이기 때문에 일반 서민이 가까이 하기에는 다소 무리가 따른다. 그렇긴 하지만 우리는 설탕을 비롯해서 엄청난 종류의 단맛 때문에 수없이 많은 질환을 안고 생활하는 이 와중에 그런 단맛의 피해를 없앨 수 있는 대안을 찾는 것이 급선무일 것이다. 그러기에 자일리톨과 같은 설탕류의 대용품을 선호하지 않을 수 없게 될 것이다.

3. 대체 감미료의 문제점

당분을 제한해야 한다면서 대체 감미료를 먹는 사례가 빈번하다. 인공 감미료의 단맛은 직접적으로 혈당에 영향을 미치지 않는 것 같아도 그 단맛은 소장에서 함께 섭취한 음식물의 당 흡수를 촉진한다.

사카린, 시클라메이트, 아스파탐, 올리고당, 스테비오사이드, 솔비톨, 자일리톨 등과 같은 대체 감미료는 인공 감미료 또는 합성감미료라고도 불리어지고 있다.

사카린이 사용되는 사례를 보면 길거리에서 파는 삶은 옥수수, 뻥튀기 등이다.

솔비톨과 자일리톨의 경우는 껌, 과자, 치약, 의약품 등에 주로 쓰이고 있다. 솔비톨은 산딸기나 마가목의 열매에서 추출하고 자일리톨은 자작나무에서 추출하지만 이러한 원료들이 대량 생산될 때는 발효 과정을 통해 공장에서 생산되므로 천연 원료라는 말이 퇴색해진다.

올리고당의 경우는 대량 생산을 위해 유전자 조작 옥수수가 많이 사용된다. 올리고당은 원래 천연 물질이지만 대량 생산용으로 사용되는 것은 설탕이나 옥수수 가루를 원료로 해서 인공적으로 생산한 것이다.

스테비오사이드의 경우를 보면 설탕보다 200~300배나 달다. 이것은 스테비아라는 식물에서 추출한 것으로 설탕과 같이 섬유질을 제거하고 단맛만 추출한 것이다.

이러한 대체 감미료들은 정제 설탕과는 달라서 당대사를 거치지 않으므로 혈당을 올리지는 않는다. 하지만 그 단맛으로 인해 소장에서 당의 흡수를 촉진하기 때문에 섭취한 당이 지방으로 축적된다. 지방으로 축적되면 인슐린도 더 많이 필요해지고, 많아진 인슐린으로 인해 체지방이 늘어나 인슐린 민감성이 떨어져 인슐린 저항성이 생기게 된다. 그 결과 대사성 질환이 발생할 수 있다. 또 대체감미료는 영양가도 없을 뿐 아니라 안정성도 보장할 수 없다. 유럽 종양학계의 연구 결과를 보면 대체 감미료가 뇌종양, 백혈병 등 암을 유발한다는 것이다. 따라서 혈당 문제가 염려되거나 단맛이 필요한 경우에는 유기농 설탕(비정제 설탕)으로 대체하는 것이 좋은 선택일 수 있다.

4장
설탕과 당뇨병

설탕, 설탕이 들어간 음식, 고GI 식품 그리고 혈당부하가 높은 음식이 당뇨병의 범인이란 사실을 확실히 인식할 필요가 있다고 단정하면서 이 테마에 관한 설명을 시작할까 한다.

'달콤한 살인자'란 별칭을 가진 설탕은 마약보다 8배나 중독성이 높아 섭취하기 시작하면 중단하기가 어렵다. 대부분의 소비자는 세계보건기구(WHO)의 하루 섭취 권장량을 넘어 권장량의 34%에 해당하는 17g의 설탕을 매일 더 섭취하는 것으로 분석됐다. 사실 우리는 단맛이 나는 음식을 먹으면서 만족감을 느끼고 있지만 우리의 혀가 속고 있는 것이다. 이렇게 식사를 하고 난 다음에 디저트라고 해서 과일을 더 먹고 있는 것이 더 위험한 문제인데, 이럴 경우 과도한 혈당이 혈관에 쌓여 혈관이 끈끈해지므로 산소와 기타 영양소의 통로가 원활하지 못하게 되어 각종 생활습관병이 발생하게 되는 것이다. 그러므로 어떻게 해서든지 이 '달콤한 살인자'를 줄이거나 퇴치하는 방법을 찾아야 한다.

설탕은 면역 체계에 문제를 일으키고 체내 미네랄의 불균형을 유발하며 노화를 촉진하기 때문에 여러 질병의 주요 요인이 된다. 또한 설탕은 피를 산독화되게 하며 체내에서 연소해서 칼로리만 발생하는데, 연소할 때 비타민 B가 필요하므로 그것을 빼앗아 혈액을 산성화시킨다. 따라서 식품류를 구입할 때는 식품의 라벨에 표시된 설탕 함유량을 확인해야 한다. 그리하여 설탕이 없거나 덜 함유된 '설탕 무첨가'나 '설탕이 덜 들어간 음식'이라고 표시된 것을 구입할 필요가 있다. 마약보다 중독성이 강해 이미 중독된 우리의 혀를 막을 수는 없지만 음식을 섭취할 때, 가령 커피의 경우 설탕 첨가의 양을 한 번에 줄이지 말고 천천히, 즉 일주일에 한두 번, 서너 번, 매일 줄여나가는 방법을 취해야 할 것이다. 그리하여 최종적으로 프림까지 빼고 원두커피만 마시는 방향으로 나간다. 또 한 가지 방법으로 단맛 대신 향을 느끼며 마시는 것으로서 코코아나 바닐라 파우더를 넣으면 충분히 그 역할을 대신해줄 것이다.

설탕은 각종 음료에도 함유돼 있으므로 탄산음료 등의 음료도 지양하자. 단맛은 간식으로 먹는 엿이나 캔디 대신 먹는 과일로 보충하면 좋을 것이다. 과일에는 각종 비타민 외에 식물영양소 그리고 각종 효소가 풍부하게 함유돼 있어 적당히만 섭취하면 각종 생활습관병을 퇴치할 수 있을 것이다.

또 설탕은 가명으로 표시된 경우가 있는데, 예컨대 액상과당, 사탕수수 시럽, 전화당, 당밀, 자당, 단풍당 시럽 등으로 표시되어 있다. 따라서 항상 이런 성분이 표시돼 있는지 라벨을 잘 살필 필요가 있는 것이다. 설탕이 인체에 미치는 주요 사항 몇 가지를 열거하면 다음과 같다.

⑴ 암의 성장원이다.

1931년 노벨상 수상자인 오토 바르부르크(Otto Warburg)는 암세포가 정상 세포와는 근본적으로 다른 물질 대사를 하며 성장의 주요 원천으로 설탕을 사용한다는 사실을 밝혀냈다. 이 결과를 토대로 우리는 설탕 섭취를 자제하여 암세포가 성장하는 원천을 차단해야 한다.

설탕을 과잉 섭취하여 그 결과 내장 지방이 축적되면 호르몬의 균형이 깨지고 신진 대사가 교란되어 체내 면역세포의 활력이 감소되면서 발암 위험에 노출된다. 실제로 당뇨병 환자는 일반인보다 암 발생률이 30%나 높다는 연구 결과가 있다. 문제가 되는 것은 설탕 섭취로 인한 끈적끈적한 혈액인데, 즉 혈액의 점도가 높게 된다. 이렇게 되면 이상지질혈증과 같이 산소 공급량이 감소하게 되어 발암 가능성을 높이게 된다.

또한 설탕 섭취와 췌장암 사이에 직접적인 상관관계가 있다는 결과가 밝혀지면서 세상의 이목이 집중되고 있다.

여기서 우리는 평소 항암 습관을 생활화하는 데 전력을 기울이는 동시에 발암 습관을 피하는 것을 생활화하는 데 총력을 기울여야 할 것이다. 다시 말해 균형 잡힌 식단으로 식생활을 혁신하고 고지방 육류나, 튀김과 같은 트랜스지방산이 함유된 불량식품도 피해야 할 것이다. 남들이 고기나 튀김을 좋아해도 그런 악습은 단명을 재촉하는 지름길이라고 스스로에게 주문을 걸어야 한다. 그런 부류와 멀어져 각자도생의 길로 나아가야 할 것이다.

⑵ 비타민 B군을 파괴한다.

설탕을 먹으면 비타민 B군의 소모가 많아진다. 설탕은 체내에서 포도당과 과당으로 흡수되는데 이때 비타민 B군이 필요하게 된다. 그러므로 설탕을 과량으로 섭취할 경우 비타민 B군이 결핍되는 것이다.

사실 비타민 B군은 대단히 중요한 요소로서, 비록 췌장에서 분비한 인슐린으로 인슐린 수용체가 열려 포도당이 통과하여 세포 속으로 유입되었다고 해도 세포 속에서 비타민 B군(B_1, B_2, B_3, B_6, B_{12}) 5종이 모두 존재해야지 이 중 하나라도 없으면 포도당이 연소되지 않고 중성지방으로 변하여 비만을 초래하게 된다는 것이다. 우리는 여기서 비타민의 중요성, 특히 비타민 B군의 중요성을 실감하지 않을 수 없게 된다.

⑶ 설탕은 칼슘도둑이다.

우리의 체내에 들어온 설탕은 그것을 분해하기 위해 칼슘을 필요로 하게 된다. 이 칼슘은 주로 혈액 속에 포함돼 있지만, 설탕으로 인해 이 칼슘을 빼앗기게 되면 '저칼슘혈증(hypocalcemia)'이라는 증세가 나타난다.

이 증세는 혈액의 칼슘 함량이 정상보다 낮은 상태로서 혈청 칼슘 값이

100ml당 9mg 이하인 경우를 말한다.

'저칼슘혈증'이 나타나면 뼈가 무르게 되고, 충치가 발생하기 쉽고, 눈의 각막에 이상이 생겨 백내장에 걸리기 쉬운 상태가 된다.

또한 설탕은 우리 인체에서 산성 물질로 변하는데, 이 산성 물질을 중화시키기 위해 뼈에서 칼슘을 빼내서 같이 배출시킨다. 게다가 설탕은 칼슘과 인의 결합을 저해하기 때문에 칼슘이 뼈에 축적되는 것을 방해한다. 그러므로 골밀도가 낮아지고 골절의 위험성이 더욱 높아지는 것이다.

설탕의 과잉 섭취는 특히 성장기에 있는 어린이나 청소년에게 치명적인 결과를 야기한다. 충치가 발생하는 정도의 문제가 아니라 설탕을 지나치게 섭취하여 혈당이 높아지면 성장 호르몬의 분비가 위축되어 키도 크지 않게 되는 것이다.

⑷ 설탕은 조기 노화 등 수많은 질병과 관련이 있다.

혈중에 설탕이 과도하게 많으면 이 성분이 단백질과 결합해 최종당화산물(AGEs, advanced glycation end products)을 만든다. 이 물질은 조기 노화와 수많은 질병과 관련이 있는 것으로 알려져 있다.

⑸ 설탕을 과잉 섭취하는 어린이는 일찍부터 근시가 나타난다.

초콜릿이나 과자 등에 첨가된 설탕을 과잉 섭취할 경우 체내에 칼슘이 결핍되어 안구 벽을 구성하는 막 가운데 가장 바깥쪽의 섬유막 뒤쪽에 있는 공막이 약해지고 탄성이 저하되어 안구 길이가 늘어나 근시가 된다는 것이다. 요즘 어린이들의 안경 착용 빈도가 증가하는 것도 설탕이 함유된 음식 섭취를 많이 하는 것과 무관하지 않다는 것이다.

⑹ 설탕은 체내 효소를 대량으로 소모시킨다.

현대에 들어서 우리 일반인들은 백설탕 자체는 대체로 기피하는 현실에 이르게 된 것 같은 느낌이다. 설탕이 인체에 악영향을 끼친다는 보도를 자주 접하고 있는 현실이기 때문일 것이다. 하지만 문제는 우리가 느끼지 못하면서도 섭취하고 있는 설탕이 문제인 것이다. 다시 말해 설탕이나 액상과당이나 기타 당류를 첨가한 식품 때문이다. 오늘날에 와서 설탕이 첨가되지 않은 가공식품이 없을 정도로 주변에 널려있는 게 현실이 되었다. 게다가 단맛 중독이 되다시피 한 오늘날의 단맛 열풍은 설탕보다 더 단맛이 나는 액상과당까지 가세하여 우리의 건강을 위협하고 있다.

체내 효소의 양이 많으냐 적으냐에 따라 건강한가 아니면 건강하지 못한가가 판가름 나는 현실에 설탕과 같은 단맛으로 체내의 잔존 효소마저 갉아먹게 되면 우리의 인체는 신진대사가 원만하게 형성되지 못해 식후의 권태감, 아토피, 생리불순, 투통, 불면증, 복부팽만, 트림, 가스 발생, 등 질병으로 이어지는 토대가 만들어지게 되는 것이다. 우리 인체에는 절대 효소가 풍부해야 한다. 하지만 가공식품에는 효소가 전혀 없기 때문에 먹어봤자 영양가는 전혀 없고 효소만 고갈시키는 '헛껍데기 식품'만을 먹는다고 봐야 한다. 따라서 설탕이 첨가된 각종 가공식품을 멀리하고 자연에 가까운 식품을 선호하는 식습관을 지속해 나가야 건강으로 가는 초석을 쌓을 수 있을 것이다.

1. 당 지수(glycemic index)

음식 섭취 후 얼마나 빠른 속도로 포도당으로 전환돼 혈당 농도를 높이는가를 표시한 수치로서 포도당 섭취 2시간 후에 당 지수를 100으로 보았을 때 각 식품이 혈당에 미치는 영향을 백분율로 표시한 것이다. 일반적으로 55 이하는 낮은 것으로, 56~69는 중간 것으로, 70 이상은 높은 것으로 분류하고 있다. 보통 포도당을 100으로 기준하여 정하는데, 최근 흰 빵을 기준으로 삼은 사례가 있다.

⑴ 대표적인 고GI 식품

감자튀김(당 지수 85), 찐 감자(88), 구운 감자(98), 떡(85), 도넛(86), 벌꿀(88), 찹쌀떡(88), 식빵(91), 초콜릿(91), 바게트(93)

그런데 여기서 특히 문제가 되는 것이 감자다. 상기한 감자의 혈당 지수와 같이 감자를 어떻게 요리해서 섭취하든 간에 그 혈당 지수가 너무 높다는 것이다. 심지어 구운 감자는 무려 그 지수가 98이나 된다. 평소 감자를 애용하는 경우가 너무나 많은데, 특히 감자 된장국이나 감자조림 등 일상생활에서 자주 애용되기 때문에 맛이나 영양가에만 의존하지 말고 혈당이 높으니까 소량씩이나 그렇지 않으면 아예 섭취를 중단하는 것이 현명할지도 모른다. 예컨대 카레(시중 제품보다는 강황가루 100%를 권장함)를 만들 때도 감자 대신 고구마를 이용하는 것도 한 방법일 수 있을 것이다. 고구마는 혈당 지수가 55 정도니까 많은 양이 아니라면 그래도 다소 안심이 되는 식품이기 때문이다. 여기서 한 가지 중요한 팁은 강황을 첨가해서 요리를 할 경우 거기에 들어가는 백반 등 고구마나 감자로 인한 과다한 탄수화물이 문제가 되어 강황의 효능을 보기보다는 탄수화물로 인해 혈당이 상승하는 점이다. 따라서 순수하게 강황의 효력을 보기 위해서는 '강황 소스'를 만들어 활용하는 방법이다. 그냥 강황 100% 가루에 걸쭉할 정도로 생수만 타면 되니까 활용하면 쿠르쿠민의 약효를 듬뿍 흡수할 수 있을 것이다.

※ 아주 위험한 고GI 식품

'쌀 뻥튀기'의 당 지수는 95로 최고도에 속한다. 그 외의 뻥튀기도 고GI에 포함되므로 절대 피해야 한다. 게다가 조청과 설탕을 넣어 '강정'을 만들어 먹으면 아찔한 향락식(享樂食)에 빠져들어 어느 날 자신도 모르게 인슐린저항성에 부딪혀 치명상을 입을 수도 있다. '강정' 섭취는 아주 불량한 식습관임을 인식한다.

⑵ 대표적인 중GI 식품

현미(당 지수 56), 밤(60), 아이스크림(65), 호박(65)

상기한 중GI 식품 중 아이스크림은 건강한 식생활에 전혀 도움이 안 되는 불량식품이므로 섭취 목록에서 삭제하는 것이 현명할 수도 있다.

한편 과일들은 중GI 식품이 대부분인데 이것이 문제가 될 때가 있다. 당 지수로 보면 사과(1회 섭취량은 1/3개로 100g 정도)가 33, 배(1회 섭취량은 1/4개로 100g 정도)가 35, 포도(1회 섭취량은 19알로 100g 정도)가 48, 단감(1회 섭취량은 1/2개로 80g 정도)도 48, 귤(1회 섭취량은 1개로 100g 정도)은 50, 참외(1회 섭취량은 1/2개로 120g 정도)는 51, 복숭아(1회 섭취량은 1/2개로 150g 정도)는 56으로 크게 높지 않아 다행이지만 수박(1회 섭취량은 1쪽으로 250g 정도)의 경우는 72로 고GI 식품에 속한다.

그런데 이러한 과일들은 반드시 식전 30분이나 식후 2시간에 섭취해야 췌장 기능에 손상을 주지 않는다. 과일에는 비타민, 미네랄, 섬유질, 식물 영양소 등 각종 성분이 풍부해서 우리 인체에 도움을 줄 것으로만 판단할 수도 있겠지만 고혈당으로 위험에 노출되지 않으려면 섭취량과 섭취 시간을 항상 준수하는 것이 좋을 것이다. 한편 과일 주스는 절대 마시지 않는 것이 현명하다고 생각한다. 100% 과일 주스라도 마찬가지고 믹서에서 만든 것도 마시지 않도록 한다. 과일 주스의 단점은 섬유질이 없어서 소장에서 바로 흡수되어 혈액에 넘친다는 점과 과일을 갈 때 비타민이 파괴된다는 점과 과일을 먹을 때보다 포만감이 떨어지기 때문에 많이 마신다는 점 등이 있다.

중GI 식품에서 문제가 되는 것이 하나 있으니 그게 바로 통밀빵이다. 통밀빵은 당지수가 50으로 표기된 곳이 있지만, 어떤 자료에는 73으로 고GI 식품으로 표기한 곳이 있기 때문인 것이다. 하여튼 흰빵이나 통밀빵이나 모두 고운 가루로 정제한 전분이기 때문에 혈당을 급상승시키게 된다는 사실을 알아야 할 것이다. 통밀빵의 당지수가 50이라도 한꺼번에 과량 섭취하지 않는 게 좋을 것 같다.

⑶ 대표적인 저GI 식품

녹차(당 지수 10), 홍차(10), 한천(12), 시금치(15), 김(15), 미역(16), 파래(16), 다시마(17), 땅콩(20), 두유(23), 여주(24), 우유(25), 양배추(26)

⑷ 저GI 식품 섭취의 생활화

한국인들은 주로 당 지수가 높은 흰 쌀밥, 빵, 떡, 국수 등을 주식으로 하는데, 이런 당 지수가 높은 식품을 과잉 섭취하면 포도당 농도를 급상승시켜 중성지방을 높인다. 그러므로 이러한 당 지수가 높은, 특히 흰 쌀밥은 우리가 평상시에 너무나도 자주 접하게 된다. 우리는 이 흰 쌀밥을 설탕이라고 생각하고서 식단에서 과감하게 없애버리는 결단이 필요하다. 다시 말해 소장에서 바로 흡수되어 혈관을 오염시키는 주범이기 때문에 그런 결단이 필요한 것이다. 고혈당에 시달리는 사람이라면 이 흰 쌀밥을 식단에서 과감하게 삭제해 버려야 할 것이다. 그리하여 우리의 췌장을 자극하지 말아야 할 것이다. 췌장이 자극을 받아 과로하게 되면 혈중 인슐린 수치가 치솟게 되는데 이런 상태가 지속되면 그 결과는 불을 보듯 뻔한 결과로 이어져 다시는 되돌릴 수 없는 최후로 이어질지도 모른다는 사실을 명심하여야 할 것이다. 특히 명심할 사항은 뱃속이 비어 있을 때 급히 먹는 버릇, 소위 '신들린 듯 먹는다'라는 행동은 더욱 빨리 혈당을 치솟게 만들기 때문에 경각심을 가질 필요가 있다. 혈당이 치솟아 혈관이 과잉 당분으로 끈적끈적해지면 산소와 영양소의 공급이 느려지고, 끈적거리는 혈액은 12만km나 되는 우리 인체의 곳곳을 돌아다니면서 모세혈관마저도 산소와 영양소를 제대로 공급하지 못하게 된다. 하지만 당 지수가 높더라도 채소와 같이 열량이 적은 식품은 별 문제가 없다. 그러므로 비만으로 인한 생활습관병을 예방하려면 반드시 당 지수가 낮은 식품을 선호해야 한다.

당 지수가 낮은 식품은 콩, 두부, 잡곡밥 등이 있다. 당 지수가 70 이상이면 고GI 식품, 56~69이면 중GI 식품, 55 이하이면 저GI 식품으로 분류하고 있다. 그러므로 되도록 55 이하의 식품을 선호하도록 한다. 이렇게 저GI 식품 섭취를 생활화하면 혈당 수치의 상승에 영향을 덜 받기 때문에 인슐린의 저항을 덜 받게 되어 혈당이 안정화되고 혈관의 오염도 덜 받게되는 것이다.

2. 당 부하(glycemic load)

탄수화물 그램 수에 당 지수를 곱한 값이다. 당 지수가 높은 식품을 적게 먹는 경우나 당지수가 낮은 식품을 많이 먹는 경우나 혈당과 인슐린 수준에 미치는 영향은 동일할 것이라는 원리에 기초하고 있다. 이 이론은 당뇨, 인슐린 내성 등에서 식이 조절에 상당히 유용하다는 사실이 입증되었다.

3. 인슐린은 왜 저항하는가?

체내에 주어진 인슐린 양에서 인슐린에 대한 반응이 정상적 상태보다 감소된 경우를 말한다. 인슐린은 체내에서 다양한 생리적 작용을 하지만 가장 중요한 역할은 혈액 내의 포도당을 감소시키는 것이다. 따라서 인슐린 저항성이 생겨 혈당 조절에 문제가 발생하게 되면 혈액 중에 포도당이 쌓여 고혈당 상태가 된다. 이렇게 되면 고혈압, 이상지질혈증, 심장병, 뇌졸중, 제2형 당뇨병 등의 질환을 초래할 수 있다. 인슐린 저항성의 원인으로는 유전적인 요인과 환경적 요인으로 분류할 수 있는데, 유전적 요인은 현재 알려진 바가 별로 없지만 환경적 요인으로는 운동 부족, 과식, 노화 등이 있다. 따라서 이를 개선하기 위해 금연, 운동, 비만의 예방과 치료가 중요하다.

운동이 부족하면 근육세포는 인슐린과 포도당을 효율적으로 이용할 수 없게 된다. 근육이 부족해도 이와 마찬가지다. 이것이 바로 인슐린 저항성이다. 그런데 운동, 특히 근력운동을 병행하면 그 효율성을 극대화할 수 있다. 즉, 유산소운동 70%와 근력운동 30%을 실시하는 것이다. 유산소운동 중에 빠르게 걷기, 소위 파워워킹은 1일 90분 정도가 적당할 것이며, 시간을 단축하면서 2배의 효과를 보이는 인터발 워킹은 약간 빠르게 걷기를 15분 한 후 천천히 달리기를 5분 하는 것을 두 번 하는 것인데, 즉 걷기 30분과 달리기 10분인 것이다. 또 근력운동으로 덤벨, 아령, 바벨은

2~3일에 한 번 하기로 20분 정도, 케틀벨은 스윙 동작 하나만으로는 1일 100회, 팔굽혀펴기, 스쿼트, 런지, 스텝퍼, 레그프레스 등을 실시하는 것이 바람직하다. 우리가 근력을 키우지 않으면 안 되는 이유는 40대부터 매년 1%씩 근육이 감소한다는 사실 때문이다. 사실 유산소운동도 방치하고 근력운동 역시 하지 않은 사람은 60세 이후에 상당한 체력 저하를 맞이하게 되어 그 결과 인슐린저항성에 노출되고 만다. 사실 70대의 근육은 30~40대에 비해 30%나 더 적기 때문에 명심하고 근육을 키워 근감소증이 오지 않도록 하는 것이 바람직하다.

4. 인슐린 저항성 유발 단계

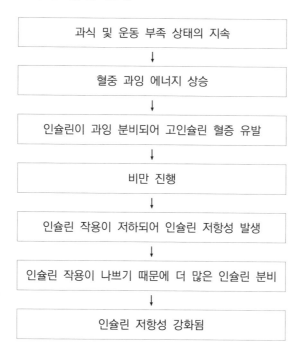

5. 만병의 근원인 당뇨병

당뇨병은 인슐린 분비 부족이거나 기능 장애에 의한 만성 대사 질환이기 때문에 만병의 근원이라고 할 수 있다. 당뇨병은 혈관병으로서 고혈당뿐 아니라 단백질, 지방 등 체내 전반의 영양소 대사가 원활하지 못해 발생하는 혈관 병이다. 그로 인해 체내의 저항력이 떨어져 감염증에 잘 걸리고, 퇴행성 질환을 쉽게 유발한다. 특히 이 질환은 혈관을 많이 손상시킨다. 체내의 큰 혈관에 동맥경화증을 일으켜 심장병, 뇌졸중 등을 유발하고 모세혈관에도 문제를 일으켜 당뇨병성 망막증으로 인한 실명을 동반하기도 한다.

인슐린 이상은 암, 고혈압, 불임에도 영향을 미친다. 사실 인슐린 저항성과 관련해서 가장 관심의 대상이 되는 것은 암이다. 암은 세포가 비정상적으로 증식하고 자연스럽게 사멸하지 않는다. 비정상적인 대사 과정에서 인슐린을 더 생산하면서 'IGF-1(인슐린 유사 성장인자-1)'이라는 물질이 분비되는데, 이것은 혈관의 내피를 두껍게 하고, 혈관을 확장시키는 물질을 감소시킨다. 그 결과 동맥경화증, 고혈압이 유발된다. 또한 지방이 혈액에 유입되면서 협심증, 심근경색, 뇌졸중의 원인이 되는 이상지질혈증이 발생한다.

사실 선진국에서는 당뇨병을 '슬로 캔서(Slow Cancer)'로 부르고 있는 실정이다. 다시 말해 암처럼 심각한 질병으로 인식하고 있다는 것이다. 중요한 문제는, 오늘날 동물성 단백질을 과식한 결과로 높아진 IGF-1 수치가 각종 암의 발생률에 상당한 원인을 제공했다는 사실이 입증된 것이다. 제2형 당뇨병은 유방암, 결장암, 췌장암과 밀접한 관계가 있으며 인슐린에 의해 증가된 IGF-1 수치가 이러한 암의 발병률 증가의 원인 중 하나라는 것이다. 그런데 정제 탄수화물도 많이 섭취하면 인슐린의 양이 증가하면서 IGF-1 수치가 높아져 유방암, 대장암, 전립선암 등 각종 암의 발병과 관련이 있다는 증거가 입증된 것이다.

따라서 우리가 건강한 생활을 누리기 위해서는 IGF-1 수치를 낮출 수 있는 방향을 모색함과 동시에 식물영양소를 많이 섭취하여 각종 염증과 산화 스트레스를 낮추는 것이 질병을 예방하는 비결인 것이다.

6. 인슐린 요구량이 많은 식품

(1) 설탕과 설탕이 함유된 것

(2) 칼로리가 높은 것

(3) 당 지수가 높은 것[고GI 식품]

(4) 가공식품 : 산미료, 향료, 화학조미료, 색소, 유화제, 산화 방지제, 증점제, 아질산나트륨 등의 식품첨가물로 범벅되어 있다. 이러한 식품첨가물은 모두 환경 호르몬, 발암물질로 분류돼 있으며, 정신 착란, 과잉 행동 장애, 주의력 결핍은 말할 것도 없고, 암, 골다공증, 신장결석, 심장병 등 각종 생활습관병을 유발하는 원인 물질로 알려져 있다. 이러한 식품첨가물이 들어간 가공식품을 먹지 말아야 할 이유가 바로 여기에 있는 것이다.

(5) 고지방 식품

상기한 요인으로 인슐린이 과도하게 분비되면 코르티솔을 증가시키게 되고, 증가해진 코르티솔은 인슐린을 증가시키게 되어 노화를 재촉하고 각종 질병의 온상이 된다.

7. 최근 젊은 당뇨병 환자가 급증하고 있다

현재 국내의 당뇨병 환자수는 약 500만 명 이상이나 된다고 한다. 서구화된 식습관, 운동 부족, 탄수화물 중독, 수면 부족, 불규칙한 생활 등이 그 원인이다. 이 질환이 무서운 이유는 합병증을 불러올 수 있다는 점이다. 또 하나의 문제는 지난 20년간 국내의 30대 당뇨환자가 10배 이상이나 증가했다는 점이다. 그뿐이 아니다. 우리나라의 청소년층은 입시 위주의 교육 탓에 운동은 전혀 하지 못하고 학원으로 내몰리고 있는 실정이다.

인스턴트식품과 서구식 식습관과 같은 잘못된 패턴이 이미 뿌리내린 지 오래다. 젊은 층에서 이와 같은 질환이 나타난 원인을 살펴보면 폭음, 폭식, 수면 부족, 불규칙한 생활, 가공식품 과다 섭취 등을 들 수 있다.

8. 당뇨 식이 예방법

당뇨병을 예방하려면 평소 저녁 식사를 최대한 일찍 끝내고, 취침할 때는 속이 거의 비어 있는 상태로 되는 것이 좋다. 이렇게 되면 잠을 자는 동안 혈당이 계속 내려가기 때문에 당뇨를 예방할 수 있다.

혈당은 그 변동 폭이 크지 않아야 하는데 혈당이 출렁이면(급상승과 급강하의 반복) 인슐린 저항성이 생기므로 주의한다. 출렁이는 상태가 자주 발생하면 결국 췌장의 베타세포는 그 기능을 상실하고 만다. 평소 식습관을 제대로 유지하더라도 외식이 있는 날은 혈당이 급상승하지 않도록 미리 두릅, 콩류, 청국장과 같은 사포닌이 함유된 식품이나 여주, 돼지감자 등 인슐린이 함유된 식품을 충분히 보충해준다. 당뇨를 예방해주는 식품의 종류를 열거하면 다음과 같다.

(1) 두릅

두릅은 당뇨에 탁월한 효과가 있는 것으로 알려져 있다.

두릅은 단백질이 풍부하고 지방, 당질, 섬유질, 인, 칼슘, 비타민 (B_1, B_2, C)과 사포닌 등을 함유하고 있어 혈당을 내리고 혈중 지질을 강하하는 데 탁월하다. 껍질과 뿌리, 나무줄기 모두 혈당 강하 효과가 높아 두릅을 데쳐서 먹거나 뿌리를 달여 먹기도 한다.

필자는 약 10여 년 전에 등산 중 우연히 발견한 두릅을 파와서 재배하고 있다. 당시 5그루 정도 파왔는데 이제 그 수가 30여 그루나 된다. 땅밑의 뿌리로 번식하기 때문이다. 3월부터 약 10월까지 계속 수확할 수 있다. 물론 거름이나 농약 없이 빗물만 먹고 자란다. 봄철에는 시중에서 판매하는 형태로 수확할 수 있지만, 여름철부터는 위쪽에 성장하는 부드러운

순을 채취한다. 한번은 참두릅 약 150g 정도를 따와서 데쳐 먹고 다음날 혈당 체크를 했는데, 5mg/dl나 혈당이 강하되었다. 필자의 경우는 평소 혈당이 90 정도 인데, 85로 5나 감소한 것이다. 두릅에는 사포닌 성분이 탁월한데 이것이 췌장의 기능을 강화하는 역할을 하지 않았나 생각한다. 실제 이 책을 읽는 독자 중 혈당이 높아 고생하시는 분이 계시다면 이런 방법을 선택하는 것도 좋을 것이다. 즉, 사포닌의 함량으로 치면 순보다는 가지가 더 많고 가지보다는 뿌리껍질에 더 많다. 따라서 사포닌이 가장 많은 뿌리 50g을 물 2컵 반에 넣고 그 양이 반으로 줄어들 때까지 달여서 마신다. 이 양이 1일 분량인데, 며칠 먹으면 아마 효과를 볼 수 있을 것이다. 그런데 두릅나무의 새순은 독성이 거의 없지만 가지와 뿌리껍질에는 소량의 독성이 함유돼 있기 때문에, 특히 뿌리껍질의 달인 물을 과량 또는 장기간 섭취할 경우 부작용이 나타날 수 있다고 하므로 주의가 필요하다.

(2) 아몬드

아몬드는 당지수가 25로 낮고 엽산이 풍부하다. 식후 아몬드를 소량 섭취하면 혈당을 천천히 올리는 효과가 있다.

하지만 높은 칼로리 때문에 과식은 금물이다. 아몬드 1개는 약 1g인데, 하루 23개 정도가 한계라고 한다. 하지만 이 한계량인 23개를 한꺼번에 전부 섭취하지 말고 1회 섭취 분량인 7개 정도를 3회에 걸쳐 나눠 먹어야 한꺼번에 고열량을 섭취하지 않게 된다. 아몬드의 칼로리를 보면 30g에 179kcal이며 100g에는 582kcal가 들어 있다.

(3) 참마

참마에 함유된 점액질 성분은 단백질(글로불린)과 당질(만난)이 약하게 결합한 당단백질인데, 뮤신과 디오스코린(dioscorin)이란 두 가지 성분으로 나눌 수 있다. 뮤신은 소화와 자양 강장 효과가 있으며, 디오스코린은 혈당 저하 작용을 하는 것으로 알려져 있다 참마에는 아르지닌과 사포닌도 들어 있다.

⑷ 치아씨(chia seed)

오메가-3 지방산이 풍부하고 항산화 효과도 탁월하다. 또한 혈당 강하 작용도 하므로 하루 두 번 약 20g의 섭취를 권장한다.

⑸ 섬유질(섬유질에 관해서는 5장 섬유질 섭취로 당뇨병 예방하기 항목을 참조한다.)

단당류의 흡수를 지연시켜 식후 혈당의 급상승을 억제해준다. 섬유질은 전곡류, 해조류, 고구마, 채소, 과일 등에 많이 포함되어 있다. 또한 귀리에는 수용성 섬유소인 베타-글루칸이 다량 함유돼 있어 혈당의 급상승을 예방할 수 있는 좋은 식품이 된다. 이 베타-글루칸은 보리새싹을 비롯해서 보리, 버섯에도 들어 있다. 특히 곤약이나 우무[한천]에는 엄청난 양의 섬유질이 함유돼 있으므로 적극 활용하면 좋은 결과를 얻을 수 있을 것이다.

성인의 1일 권장량은 20~35g이지만 당뇨의 예방이 아닌 치료의 효과를 얻기 위해서는 50~60g을 권장하고 있다는 점을 숙지할 필요가 있다. 하지만 소화 기능에 장애가 있을 경우에는 예외로 한다. 가령 소화력은 활발하지 못한데, 과량의 섬유질을 섭취할 경우 그 섬유질을 분해할 수 있는 효소가 충분하지 않으면 유해균이 왕성하게 번식하여 장내 환경이 악화되므로 속이 더부룩하다든지 가스가 발생한다든지 하는 상황이 발생하게 된다. 그렇기 때문에 섬유질이 좋다고 과다하게 섭취하는 것을 지양하고 자신의 신체 조건에 맞춰 섭취하는 게 좋다는 점을 상기할 필요가 있다.

사실 효소는 질병을 치료하는 만병통치약은 아니지만 음식물의 소화·흡수를 돕고 체내의 노폐물과 독소를 배출해 신진대사를 활성화시키는 데 있어 없어서는 안 될 물질이다.

⑹ 여주

여주는 최근 돌풍을 일으키고 있는 채소로서 식물성 인슐린의 보고(寶庫)로 널리 알려져 있다. 세계 최장수국인 일본의 오키나와는 일본에서도 장수인들이 많이 사는 곳으로 유명하다. 이곳 사람들은 천연 혈당 강하제인 여주를 자주 먹는다. 볶아서도 먹고 생즙을 짜서 마시기도 한다. 여주에 함유된 카란틴(charantin)이란 성분은 췌장의 베타세포를 활성화해 인슐린 호르몬을 분비시켜 주기 때문에 혈당을 낮춰줘 당뇨를 예방한다. 또한 켤레리놀레산(CLA, conjugated linoleic acid)이란 성분이 들어 있어 불필요한 지방도 연소할 뿐 아니라 면역 기능을 향상시키고 항암 작용도 한다. 여주에는 또 시트룰린(citrulliune)이란 아미노산 성분도 들어 있어 면역을 강화하고 피로도 회복시켜 준다.

(7) 돼지감자, 우엉, 야콘

이런 채소류에 다량 함유된 이눌린 성분이 혈당 강하 작용을 한다.

(8) 차가버섯

러시아에서는 차가버섯을 공식적인 암 치료제로 인정하고 있지만, 항암뿐 아니라 혈압 조절, 항당뇨, 신경통 등에도 효험이 있는 것으로 알려지고 있다. 차가버섯에 들어 있는 대표적인 성분은 베타-글루칸이란 물질인데, 이것은 세포의 손상 및 노화 억제 및 각종 생활습관병의 원인이 되는 활성산소를 제거하는 등의 효능이 있는 것으로 밝혀지기도 했다.

차가버섯에는 당질, 단백질을 비롯해 나이아신, 철분, 칼슘, 등의 양양소가 들어 있어 건강을 증진하는 데 상당한 역할을 하고 있다.

(9) 렌틸콩

최근 슈퍼 푸드로 각광을 받고 있으며 혈당을 개선해주는 효능이 있다.

(10) 민들레

민들레에 함유된 성분인 실리마린(silimarin)이 내당능장애에 효과가 있다고 알려져 있다.

(11) 양파, 어성초

함유 성분인 퀘세틴(quercetin)이 혈당을 안정적으로 유지시킨다.

(12) 청국장

풍부한 섬유질로 인해 당의 흡수를 느리게 해주고, 트립신 억제제와 레시틴은 인슐린 분비를 촉진시킨다.

⒀ 굴, 구기자, 호박씨, 해바라기씨 등 아연이 함유된 식품을 상식한다.

⒁ 오메가-3는 췌장의 기능을 활성화하기 때문에 베타세포의 인슐린 분비를 촉진한다.

⒂ 토마토, 아스파라거스와 같은 루틴 성분이 포함된 식품류를 상식한다.

⒃ 사포닌이 함유된 인삼, 홍삼, 더덕, 도라지, 대두, 팥, 우엉 등을 상식한다. 특히 인삼씨앗에는 사포닌이 다량 함유되어 있다.

⒄ 메밀차, 메밀새싹 샐러드, 메밀국수, 메밀묵, 메밀밥도 해먹는다.

※ 메밀의 효능

메밀에 함유된 비타민 K의 한 성분인 루틴은 모세혈관을 확장하고, 사포닌은 혈당을 개선하며 섬유질은 노폐물을 제거하는 효능이 있다. 루틴 성분은 또한 고혈압, 동맥경화증, 궤양성 질환, 폐출혈 등에도 그 효과가 인정되어 있다. 또한 아연, 셀레늄 등의 미네랄이 풍부해서 각종 질환을 예방해준다는 학계의 보고가 있다.

⒅ 꾸지뽕이 탁월한 효과가 있다.

꾸지뽕에 함유된 루틴은 녹차의 68배 그리고 뽕잎의 18배나 되고, 가바 성분은 녹차의 46배 그리고 뽕잎의 4.6배나 된다. 꾸지뽕은 특히 잎에서 강력한 항산화 효과가 있는 것으로 밝혀졌는데, 폴리페놀, 카테킨, 루틴의 성분이 인슐린 작용을 활성화시켜 항당뇨 효과가 있는 것으로 확인되었다.

⒆ 누에가루 및 뽕잎을 활용한다.

⒇ 보리새싹

당뇨와 이상지질혈증에 특효가 있으며 임상 실험 결과 혈당이 10%나 감소되었다고 보고되었다. 보리새싹은 각종 생활습관병의 예방에 좋으며 섬유질은 양배추의 10배나 된다고 알려져 있다.

(21) 호로파(Fenugreek seed)

이 물질은 췌장의 기능을 활성화시켜 당뇨 예방 및 치료를 비롯해 혈관 건강, 피부 건강, 신장 건강, 뇌 기능 향상, 생리통 완화, 항암, 항산화, 항염, 면역력 증가 등에 효능이 탁월한 것으로 인정되고 있다.

9. 허벅지 근육과 포도당 소모와의 관계(부록 중 운동 항목을 참조한다.)

이 테마의 경우 사실 허벅지 근육이 적으면 안 되는 것이기 때문에 어떻게든 이 허벅지 근육을 키워 가능한 한 최대로 혈중의 포도당을 소모시키도록 해야 한다. 우리는 하루 2~3시간의 등산을 해도 실제로 허벅지 근육과는 동떨어지는 경우가 허다하다. 뭐 유산소운동은 되겠지만 근력운동은 안 된다고 봐야 한다. 따라서 스쿼트, 스텝퍼, 런지, 케틀벨, 레그프레스 등과 같은 운동으로 근력운동, 특히 허벅지 근육 등을 키워야 한다. 허벅지 근육은 인체 근육 중 2/3를 차지할 정도로 많은 편이다. 이곳에서는 인체의 포도당을 무려 70%나 소모시킬 수 있다. 허벅지 근육이 적을 경우 근육은 포도당을 적게 소모시키므로 혈관에는 과잉의 포도당이 넘치게 된다. 허벅지 근육만이 아니라도 인체에서 포도당을 가장 많이 소모시키는 곳이 바로 근육이므로 에너지 저수지와 같은 역할을 하는 근육이 감소하지 않도록 평소 유산소운동을 7의 비율로 그리고 근력운동의 비율을 3의 비율로 반드시 실시해야 한다. 근감소증이 나타날 경우 이는 근육을 넘어간, 심장, 혈관, 신경, 골격 등 신체 전반에 걸쳐 영향을 미치게 되는데 이럴 경우 췌장의 인슐린 분비 기능도 방해하는 악순환이 전개된다.

근육을 키우려면 단백질도 잘 보충해줘야 한다. 가령 60kg의 체중을 가진 자라면 1일 72g의 단백질을 섭취하는 것이 바람직하다. 이것은 체중

1kg당 1.2g의 단백질을 섭취해야 한다는 권장량 때문이다. 하지만 운동량
이 많을 경우에는 체중 1kg당 1.5~3g을 권장량으로 하고 있다. 권장 단
백질로는 닭가슴살, 검정콩, 청국장, 달걀, 생선, 소고기, 돼지고기 등이다.
또 '분리유청단백'이나 '분리대두단백'도 적극 권장하고 있다. 사실 근육은
노후의 건강자산이기 때문에 미리부터 저축해야 할 것이다. 인근 일본에서
는《근육이 연금보다 강하다》라는 책까지 나올 정도로 근육의 중요성을
강조하고 있는 실정이다.

10. 인슐린, 아연, 비타민 B군 5종의 상호 관계(아연은 인슐린 의 한 가지 성분)

포도당은 인슐린과 아연의 기능으로 세포 속으로 들어가는데, 세포에
들어온 포도당을 태우기 위해서는 비타민 B_1, B_2, B_3, B_6, B_{12}와 같은 비타
민 B군 5종이 모두 필요하다. 만약 이 중 하나라도 부족하면 연소가 되지
않아 중성지방으로 변하게 된다는 것이다. 그 결과 인슐린 수용체는 그 기
능을 제대로 발휘하지 못하게 되고 세포 유입이 되지 않은 포도당은 혈액
에 넘치게 된다. 바로 당뇨로 나타나는 것이다. 따라서 평소 아연 성분이
함유된 굴, 호박씨, 해바라기씨, 구기자 등을 충분히 섭취하여 인슐린이 그
작용을 다할 수 있도록 해야 한다. 또한 비타민 B군 5종이 함유된 식품류
를 충분히 섭취해야 한다. 비타민 B_1이 많이 함유된 식품으로는 돼지고기,
곡류, 콩, 땅콩, 생선, 해바라기씨, 달걀 등이 있다. B_2 함유 식품에는 우유,
버섯, 시금치, 생선, 달걀, 브로콜리 등이 있고, B_3에는 돼지고기, 생선, 곡
류, 무화과, 버섯, 참치, 쇠고기, 닭고기 등이 있고 B_6에는 간, 시금치, 생
선, 콩, 감자, 바나나, 해바라기씨, 양배추, 돼지고기, 곡류 등이 있고 B_{12}는
간, 쇠고기, 돼지고기, 달걀, 우유, 치즈, 생선, 굴, 조개류, 유제품 등에 포
함되어 있다.

5장

섬유질 섭취로 당뇨병 예방하기

1. 섬유질

섬유질은 당질의 일종으로 인체의 소화효소로는 분해할 수 없는 성분이다. 제6대 영양소라고 칭하고 있지만 공식 명칭이라고 보기 어렵다. 섬유질은 소화 속도를 늦추기 때문에 식후 혈당이 급상승하는 것을 막아주고, 혈중 콜레스테롤 수치도 좋게 해준다.

평소 식사에서 부족하기 쉬운 영양소가 섬유질인 만큼 의도적으로 현미, 신선한 채소, 해조류, 과일 등을 매일 섭취하도록 해야 할 것이다.

섬유질이 많이 포함된 식품 중 최근 열풍이 불고 있는 고구마와, 고구마 줄기는 우리의 건강을 위해 좋은 먹거리가 된다. 하지만 고구마보다 무려 20배나 섬유질이 많다는 '보리새싹'을 이용하면 건강에 큰 도움이 될 것이다. 이것은 이미 오래 전부터 가루로 된 제품이 유통되고 있으므로 적극 권장하고 싶다. 물 마실 때 물에 타서 마시면 좋을 것 같다.

또 렌틸콩은 고구마의 10배나 되는 섬유질을 포함하고 있으므로 적극 활용하면 좋다. 섬유질이 함유된 식품을 프리바이오틱스라고도 부르는데 체내의 유해 물질을 배설시키고 소장에서 영양분의 흡수를 늦춰주는 역할을 한다. 변비, 장염, 대장암 등을 예방하고 다이어트에도 효과가 있다.

여기에는 물 불용성과 수용성이 있다. 섬유질은 체내에서 아주 중요한 역할을 하는데 예컨대 당뇨병은 사실상 섬유질 부족병이라 해도 지나친 말은 아니다. 섬유질이 부족한 식사는 포도당이나 지방이 많은 식사보다 더 위험하다. 즉, 섬유질이 풍부하게 함유된 음식을 섭취하면 포도당이나 지방의 피해를 상당히 줄일 수 있다. 섬유질이 소장에서 영양분의 흡수를 지연시키기 때문에 췌장에서 과량의 인슐린이 분비되지 않도록 해준다. 하루 평균 약 30g을 섭취해야 하고 혈당이 높은 경우는 50~60g을 권장하고 있다. 이와 같이 매일 권장하는 양의 섬유질만 제대로 섭취해도 건강관리에 크게 기여할 것이다. 평소 일반 식생활을 통해 보다 많은 섬유질을 섭취하려면 주식을 현미, 통밀가루, 잡곡류로 하고, 단백질은 동물성 단백질을 배제하는 대신 콩류와 깨 종류 및 견과류로 하는 동시에 반찬과 곁들여 생채소를 약 100g 정도 섭취할 것을 권장한다. 또 간식으로 과일을 섭취하되 당분이 많다는 것을 염두에 두어야 하고 겨울에는 찬 성질을 갖는 과일이 몸을 더 차게 할 수도 있음을 상기해야 할 것이다.

하지만 섬유질을 많이 섭취하되 1일 권장 섭취량 이상의 과량으로 섭취하지 말아야 한다는 점을 강조하고자 한다. 사람들은 대체로 변비가 생기면 섬유질이 부족한 것으로 생각하는 경향이 있는데, 장내의 환경은 섬유질로만 해결되지 않는다. 왜냐하면 우리의 체내에 과량으로 유입된 섬유질을 분해하려면 섬유질을 분해하는 효소가 충분히 있어야 한다. 만약 효소가 부족한 채 섬유질만 과량으로 섭취할 경우 찌꺼기가 과량으로 쌓이게 되고 분해되지 않아 가스가 발생한다든가 하는 상황이 발생하게 된다.

효소는 질병을 치료하는 만병통치약은 아니지만 음식물의 소화·흡수를 돕고 체내의 노폐물과 독소를 배출해 신진대사를 활성화시키는 데 있어 없어서는 안 될 물질이다.

우리는 평소에 효소가 많이 함유된 채소와, 적정량의 과일을 매일 섭취해야 한다. 그와 아울러 청국장, 김치, 요구르트와 같은 발효식품도 매일 섭취해야 한다. 효소는 단백질이기 때문에 온도가 상승함에 따라 단백질의 열변성이 일어나 활성을 가진 효소의 농도가 감소되어서 반응 속도가 지연된다. 다시 말해 섭씨 45도 정도까지는 반응 속도가 온도와 함께 증가하지만, 45도 이상에서는 열변성이 문제가 되어 55도가 되면 촉매 능력을 잃게 된다. 따라서 열을 가하여 조리한 음식과 가공식품 등을 섭취하는 비중을 줄여 효소의 양이 부족해지지 않도록 해야 한다. 즉, 되도록 원상태 그대로 자연적인 것을 먹어야 많은 효소를 섭취할 수 있다.

2. 섬유질의 유익한 효과

  (1) 장을 통과하는 시간 단축
  (2) 소화 지연으로 인한 식후 혈당 상승 억제
  (3) 포만감 증대
  (4) 장내 유익균 증가
  (5) 배변량 증가
  (6) 혈청 지질 수치 감소

3. 수용성 섬유질

동맥 경화나 고혈압을 예방하는 효과가 높으며 과일이나 해조류에 많이 함유돼 있다.

4. 불용성 섬유질

섬유질을 섭취할 때는 불용성의 셀룰로스, 헤미셀룰로스, 리그닌 등을 섭취하는 것이 장내 세균에 의해 쉽게 발효되지 않으므로 쉽게 발효되는 수용성의 펙틴이나 해조류를 섭취하는 것보다 효과적이다.

5. 섬유질의 각종 특성

  (1) 당질의 흡수를 저하시켜 당뇨병, 비만 등을 예방한다.
  (2) 대장암, 게실증 등 장 질환을 예방한다.

(3) 변비를 예방한다.

(4) 소화 후 잔존물의 장내 체류 시간을 단축시키고, 변의 양을 증가시킨다.

(5) 타액·위액의 분비를 촉진시켜 포만감을 준다.

(6) 장내 균의 총수를 변동시킨다.

(7) 다른 에너지원이 되는 영양소의 소화·흡수를 지연시킨다.

(8) 충수염, 탈장, 치질 등을 예방한다.

(9) 혈중 중성지방이나 콜레스테롤의 상승을 억제한다.

6. 섬유질의 역할(독소를 빨아들여 배출시키는 '진공청소기'의 역할)

(1) 장운동을 촉진하여 변비, 대장암 등을 예방한다.

(2) 같은 양을 먹어도 섬유질이 많이 함유된 식사를 하면 포만감을 많이 느낀다.

(3) 소장에서 당분의 흡수 속도를 지연시켜 혈당의 급상승을 예방한다.

(4) 지방찌꺼기를 흡수해 배출하므로 이상지질혈증을 예방해준다.

(5) 콜레스테롤 수치, 중성지방 수치, 혈압을 낮춰준다.

7. 섬유질 섭취 방법

(1) 현미잡곡밥

(2) 통밀빵, 보리빵, 귀리빵, 호밀빵(원료는 좋지만 정제됐다는 점 때문에 과량 섭취해서는 안 된다.)

(3) 김, 미역, 다시마, 파래 등의 해조류를 매일 한 가지 이상 섭취한다.

(4) 채소와 과일을 많이 섭취한다(당도 높은 과일은 소량 섭취하는 것이 바람직하다).

8. 섬유질이 많이 함유된 식품

(1) 곡류-밀, 보리, 콩, 귀리, 호밀, 현미, 수수 등의 잡곡류, 콩류 등

(2) 채소류-고구마줄기, 고사리

(3) 과일류-키위(한 알에 2~3g의 식이섬유 함유),

(4) 해조류-한천, 미역, 다시마, 김, 톳나물, 파래, 청각 등

9. 1일 섬유질 권장량 20~35g 섭취 어렵지 않다

현재 한국인의 섬유질 섭취량은 15~20g 정도 된다는 통계를 보면 권장량의 최저 기준치보다 약 5g 정도 부족한 셈이다. 그러므로 하기한 방법 등을 이용하여 더 많은 섬유질을 섭취할 필요가 있다.

(1) 통곡류 등 정제되지 않은 탄수화물에는 섬유질이 풍부하다.

(2) 해조류는 한 가지만 먹어도 하루 권장량을 초과한다. 특히 한천에는 100g당 81.3g, 녹미채[톳]에는 54.9g 그리고 파래에는 38.6g이나 들어 있어 일일 권장량을 훨씬 초과한다.

(3) 고구마줄기는 섬유질이 엄청나게 많으므로 제철에 많이 구입하여 말려서 수시로 나물로 볶아먹으면 좋을 것이다. 또 고구마는 식이섬유가 100g당 2.32g 정도 되니까 중간 것 하나의 중량인 140g에는 약 3.2g이 들어 있는 셈이다.

(4) 렌틸콩에는 섬유질이 고구마의 10배나 되는 양, 즉 100g당 23g 정도가 들어 있다. 2006년 미국의 건강 전문지가 세계 5대 건강식품으로 선정할 만큼 그 효능이 입증된 식품이므로 자주 섭취한다.

(5) 보리새싹에는 섬유질이 풍부하다(양배추의 10배).

(6) 곤약에는 글루코만난(glucomannan)이라는 섬유질이 풍부하게 들어 있다. 이 물질은 콜레스테롤과 중성지방을 배출시키고, 혈중 혈당 수치를 억제하는 작용을 한다.

하지만 섬유질만 들어 있고 다른 영양소는 없는 식품만을 먹는다는 것

은 위험한 식습관이라는 사실을 유념할 필요가 있다. 그러므로 각종 영양소가 알맞게 들어 있는 식품류와 함께 섬유질도 적당량 섭취해야 하는 것이다.

또 섬유질을 섭취할 때는 물도 충분히(1일 1.5L~2L) 마셔야 섬유질을 잘 뭉쳐서 체외로 배출시킬 수 있다는 점을 상기해야 할 것이다. 그리고 섬유질을 많이 섭취할 때는 효소가 많이 든 식품도 함께 섭취해야 하는데 그것은 효소가 섬유질을 분해해 주기 때문이다.

참고로, 중요한 정보 하나를 소개할까 하는데, 그것은 섬유질 섭취 때 불용성 섬유질 : 수용성 섬유질의 비율을 3 : 1로 하는 것이 적절한 것으로 알려지므로 활용하면 건강에 크게 도움이 될 것이다.

10. 섬유질 함량이 가장 높은 식품과 낮은 식품의 비교

(1) 섬유질 함량이 높은 식품류

㉠ 우무 : 우무는 우뭇가사리 따위의 홍조류에서 얻는 점성이 큰 다당류로서 섭씨 80도 이상에서 녹고 섭씨 35도에서 굳어 젤이 된다. 우무의 주성분에는 아가로스(agarose)와 아가로펙틴(agaropectin)이 있는데 각각 70%와 30%로 구성되어 있다.

㉡ 곤약 : 사탕무과의 곤약 뿌리에서 만든 곤약 가루에 수산화칼슘을 첨가하여 만드는데, 그 주성분은 글루코만난이다. 불용성인 이 성분은 콜레스테롤 대사, 당 대사 등 여러 생리 작용에 영향을 준다.

㉢ 갈조류인 미역, 다시마 등의 해조류에는 많은 섬유질이 들어 있다.

(2) 섬유질 함량이 낮은 식품류

육류, 생선, 달걀 등에는 섬유질이 없다. 이와 같은 음식들로만 섭취하여 체내 섬유질이 부족하면 장의 점막 세포가 제 기능을 다하지 못하고 점막에 구멍이 생긴다. 그 결과 소화가 안 된 음식 찌꺼기와 유해균들이 이 구멍을 통해 혈액으로 유입하게 된다. 이런 현상을 '장벽이 새는 증후군',

즉 '장 누수 증후군(腸漏水症候群)' 혹은 '장 투과성(腸透過性)'이라고 부르는데, 음식 알레르기, 염증, 자가면역질환 등 여러 가지 질환을 유발하는 원인이 된다.

의성(醫聖) 히포크라테스는 '모든 병은 장(腸)에서 시작된다'란 말을 했다고 한다. 그런데 그 말을 유심히 생각해보면 모든 병은 장에서 막을 수 있다는 뜻이 될 수 있을 것이다. 우리의 장에는 인체의 가장 큰 면역기관(70%)이 있다고 알려지므로 이곳만 잘 관리하면 건강은 큰 문제없다는 결론이 나온다. 다시 말해 장이 건강하면 무병장수한다는 말이 되겠다.

사실 건강이 안 좋은 사람들은 거의 장이 좋지 않은 게 사실이다. 오늘날과 같이 가공식품이 판치는 세상에서 장을 해치는 유해균이 판치는 것은 기정사실화 되다시피 하고 있다. 이런 와중에 장 건강을 도울 수 있는 '구원투수'가 있으니 그게 바로 섬유질이라는 것이다. 섬유질이 유익균의 먹이가 되면서 그와 동시에 유해균을 퇴치할 수 있는 방안이기도 하기 때문이다. 따라서 '장 누수 증후군' 등으로 장 외부에서 각종 물질들이 장내로 유입되지 않도록 하기 위해 평소 가공식품류를 멀리하고 섬유질이 풍부한 음식으로 우리의 장을 지켜야 할 것이다.

11. 새우나 게와 같은 갑각류의 껍질에 함유된 '키틴'이 체내 세포를 활성화시킨다

새우나 게와 같은 갑각류의 껍질에는 키틴이라는 섬유질이 함유돼 있는데, 이 물질은 세포를 활성화하므로 먹을 때 버리지 말고 먹는 것이 좋다. 하지만 위가 약한 사람은 위 점막에 손상을 입을 수도 있으므로 조심해야 한다.

그런데 체내 흡수를 용이하게 하기 위해 화학 처리한 키토산이 있으므로 안심할 수 있다. 이 키토산은 각종 암 예방, 동맥 경화 예방, 비만 예방, 독소 배출 등에 그 효능이 입증되고 있으며 인체의 세포와 친화성이 매우 뛰어나기 때문에 살균, 진통 작용도 하며 점막과 세포를 보호하기도 한다. 키틴질의 작용은 다음과 같다..

　　⑴ 혈당 조절, 대사 촉진,

　　⑵ 콜레스테롤 강하

　　⑶ 항암 작용

　　⑷ 요산(尿酸) 대사 조절

　　⑸ 혈압 강하

　　⑹ 칼슘 흡수 촉진, 골다공증 개선

12. 섬유질이 많이 함유된 식품을 섭취하여 질병을 예방하자

섬유질이 거의 모든 질병 예방에 효능이 있는 것으로 입증되면서 계속 주목을 끌고 있다. 섬유질은 장내에서 유해 물질의 생성을 막음과 동시에 변의 양을 증가시켜 식품 속에 혼입되어 있는 유해 물질을 신속하게 배출시켜준다.

※ 섬유질이 많이 함유된 식품(100g당 %)

식품의 종류	섬유질 함량
한천	81.3
고구마줄기(말린 것)	74.6
녹미채[톳]	54.9
고사리(삶은 것)	53.06
달래	45.14
도라지	39.86
파래	38.6
깻잎	34.15
당근	29.51
무	26.21
대두	23.24
보리	20.75

※ 섬유질이 없는 식품(100g당 %)

식품의 종류	섬유질 함량
쇠고기	0
돼지고기	0
닭고기	0
고등어	0
달걀	0
우유	0
설탕	0
버터	0
치즈	0

우리는 평소 섬유질이 없는 음식을 섭취할 때 주의해야 할 점을 잘 생

각하지 않는 것 같다. 그것이 인체에 투입이 됐을 때 어떤 메커니즘으로 소화 과정을 거치는지를 말이다. 특히 육식의 경우 그 맛 때문에 강한 중독성이 있다. 하지만 그 소화 과정은 전혀 생각하지 않는 게 우리들의 한결같은 생각일 것이다. 그렇기 때문에 게실증(憩室症) 따위가 발생할지에 대해서도 생각할 수 있다. 게실증은 대장에 주머니 모양으로 움푹 파여 다량의 독소가 정체되는 현상으로 이곳에는 독소 때문에 유해균이 대량으로 번식하게 되어 폴립(polyp)이나 암이 발생할 수 있다. 그러기에 우리는 항상 섬유질이 있는 음식이 얼마나 중요한지를 망각해서는 안 될 것이다.

13. 섬유질 보충제의 문제점

우리가 필요로 하는 섬유질을 자연식품으로 섭취해야 하지만 제철 음식이나 여러 조건으로 인해 보충제를 섭취하지 않을 수 없는 경우가 많다. 하지만 이들 보충물들이 화학적으로 합성 과정을 거치거나 성분만 추출한 것이 대부분이라는 점을 간과해서는 안 될 것이다. 섬유질은 인체에 반드시 필요한 성분이지만 순도가 높은 보충제 형태로 과식할 경우 악영향을 미친다는 점을 유의해야 할 것이다.

14. 소장에서의 섬유질의 작용

(1) 당분의 흡수를 지연시킨다.

식후에는 혈당이 가파르게 상승하여 혈관 내 혈액이 끈적끈적해지면서 혈액 순환에 장애가 나타난다. 이렇게 되면 심장에 부담이 생기고 췌장은 높은 혈당을 처리하기 위해 인슐린을 대량으로 분비하게 되는데, 이때 섬유질은 당분의 흡수를 정상적인 속도로 지연시켜 당뇨의 위험을 막아준다.

(2) 지방 분해 효소의 활성을 저해한다.

섬유질을 섭취하여 지방이 섬유질에 둘러싸이면 췌장에서 소장으로 분비되는 지방 분해 효소의 활성이 차단된다. 그러므로 섬유질에 둘러싸인

지방질은 제대로 소화, 흡수되지 못하고 체외로 배설되는 것이다. 즉, 고열량 섭취를 막아주는 것이다.

(3) 담즙산을 흡수하여 배출한다.

섬유질은 소화를 돕기 위해 소장에서 분비된 담즙산을 흡수해 체외로 배출시킨다.

(4) 섬유질은 콜레스테롤을 배출시킨다.

담즙에는 콜레스테롤이 포함되어 있는데, 섬유질은 이것을 흡착하여 체외로 배출시킨다. 가령 섬유질을 소량 섭취하거나 조금도 섭취하지 않을 경우 콜레스테롤이 배설되지 않고 도로 소장을 통해 혈액에 유입된다.

15. 대장에서의 섬유질의 작용

(1) 섬유질이 대장의 발효를 촉진한다.

섬유질을 분해하는 작용은 대장에 상주하는 박테로이드(bacteroid), 비피도 박테리아(Bifidobacterium), 유박테리아(Eubacterium) 등이 섬유질에 함유된 당을 에너지로 이용하여 증식한다. 이러한 박테리아가 섬유질을 먹고 생산해낸 아세트산, 프로피온산, 낙산과 같은 영양소들의 90% 이상이 대장 벽의 상피세포에서 흡수되는데, 이 중 3~5%가 변으로 배설된다. 이 중 낙산은 대장 상피세포의 에너지 급원이 되고 아세트산은 지방산으로 분해되며 프로피온산은 포도당으로 전환된다.

(2) 길이가 짧은 지방인 단사슬지방산이 나트륨을 흡수한다.

박테리아의 작용으로 대장에서 단사슬지방산으로 분해된 섬유질은 대장에서 나트륨의 흡수를 촉진한다. 그 결과 삼투압의 원리에 의해 설사 유발을 방지하게 되는 것이다.

(3) 암모니아를 감소시킨다.

암모니아는 단백질이 분해되어 발생한 유독한 가스다. 이 가스는 간에서 소변으로 만들어져 신장으로 배설된다.

16. 섬유질을 충분히 섭취하면 음식물의 장내 통과 시간을 단축할 수 있다

우리가 섭취한 음식물은 위장에 있는 동안 2~3시간, 6m가 넘는 소장을 통과하는 4~6시간, 횡행결장까지 5~8시간, S상 결장까지 16~20시간 정도 정체하다 배설된다. 따라서 섬유질이 부족한 음식물을 섭취할 경우 변이 정체되어 장시간 음식물 잔재가 부패, 발효해서 장의 점막 벽에 염증을 유발시키고 혈액을 오염시켜 작종 질환을 일으키게 된다. 그러므로 이러한 정의 점막 벽의 염증과 혈액의 오염을 막기 위해 평소 충분한 섬유질을 섭취해야 될 것이다.

하지만 섬유질을 섭취할 때 주의할 점이 있으니 그것은 바로 충분한 수분을 섭취해야 된다는 것이다. 그런데 만약 섬유질 섭취량만 늘리고 수분을 섭취하지 않으면 변을 딱딱하게 만들어 변비를 유발할 수 있다. 그러므로 1일 섬유질 권장량인 25~30g을 섭취할 경우 약 2L 가량의 물을 함께 마시는 것이 좋다.

그러나 수술 후 회복 기간이 필요한 환자나 위 질환이 있는 환자인 경우는 섬유질이 부담이 될 수 있으므로 일정 기간 섬유질 섭취를 피하는 것이 좋을 것이다.

17. 숙변과 질병과의 관계

(1) 혈압 : 변비로 인한 숙변이 고혈압의 원인이 된다.

(2) 뇌출혈 : 숙변이 원인이다.

(3) 치질 : 변비가 원인이 된다.

(4) 구강 : 변비는 구내염, 치은염을 유발한다.

(5) 구취 : 통변이 잘 안되면 입에서 냄새가 날 수 있다.

(6) 미용 : 부스럼, 여드름, 얼룩점, 기미 등은 모두 숙변이 원인이다. 그
　　　　러므로 숙변을 제거하고 장내를 청소하면 피부가 곱게 된다.
(7) 암 : 숙변은 암을 유발할 수 있다.

18. 한국인의 연도별 섬유질 섭취량 변화

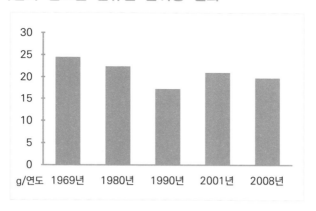

19. 섬유질은 발암물질을 흡수한다

　육류, 우유, 달걀 등의 동물성 단백질은 섬유질의 함량이 적기 때문에
변이 장내에 장기간 머물러 있게 된다. 이렇게 되면 장내 세균의 균형이
무너져 유해균의 숫자가 많아지게 되는데, 그로 인해 단백질이나 아미노산
이 잘 분해되지 않고 아민, 암모니아, 페놀, 유화수소 등과 같은 독성 물질
이 만들어지게 된다. 이 중 아민은 식품 첨가물인 발색제의 아질산염과 화
합하여 발암물질인 나이트로사민(nitrosamine)이 된다.

　한편 담즙산으로부터는 대장암을 비롯한 수많은 발암물질이나 독소가
만들어지게 된다.

　하지만 섬유질은 이와 같은 독성 물질을 흡수하여 장이 변을 순조롭게
배출하게 만들기 때문에 대장암을 비롯한 여러 가지 질환을 예방할 수 있
는 것이다.

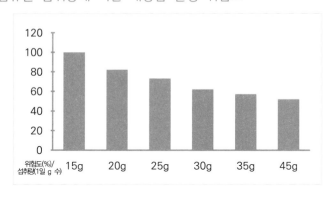

20. 섬유질 함량이 가장 많은 한천과 곤약 애용하기

(1) 한천

우뭇가사리 따위의 홍조류에서 얻는 점성이 큰 다당류로서 섭씨 80도 이상에서 녹고 섭씨 35도에서 굳어 젤이 된다. 우무의 주성분에는 아가로스(agarose)와 아가로펙틴(agaropectin)이 있는데 각각 70%와 30%로 구성되어 있다.

한천은 100g 중 섬유질이 80% 이상이나 들어 있는데, 이는 식품 중 곤약에 이어 최고로 많이 함유된 양이다. 한천의 혈당 지수는 12로 아주 낮은 부류에 속한다.

한천은 각종 생활습관병의 예방에 탁월한 것으로 알려져 있다.

(2) 곤약

곤약을 모르는 사람이 있을까? 하지만 '아는 길도 물어 가라'고 하지 않았는가? 사실 곤약은 다이어트의 '1등공신'으로 자리매김하고 있다. 그 주성분인 글루코만난(glucomannan)이란 다당류는 장청소에 좋은 섬유질 성분으로 칼로리도 낮아 100g당 12kcal로서 칼로리란 말이 무색할 정도다. 이 성분은 1g이 50배로 팽창할 수 있다고 하니 그 효과가 상상을 초월한다. 또 소화가 느려 혈당도 급히 올리지 않고 장청소가 되어 독소가 배출되므로 피부 또한 좋아진다. 하지만 곤약은 단일 식품으로 영양가가 낮기 때문에 다이어트를 할 때 혹시나 영양가가 부족하지 않도록 신경을 써야 할 것이다. 섬유질 함량은 곤약 100g당 95g인 것으로 알려진다.

21. 장(腸) 건강의 중요성

(1) 장(腸)에는 인체 면역 세포의 70%(인체에서 가장 큰 면역 기관)가 존재한다

사람의 장 점막에는 무려 100조 마리나 되는 세균이 살고 있다. 그 종류만 하더라도 400~500가지이며, 균의 무게는 약 1~1.5kg 정도가 된다고 한다. 그런데 장내 세균은 우리 몸에 유익한 작용을 하는 유익균[비피도박테륨(bifidobacterium)·락토바실러스(lactobacillus)·락토코커스(lactococcus)·엔테로코커스(enterococcus) 등], 질병을 유발하는 유해균(베이요넬라·대장균·클로스트륨 등) 그리고 기능이 뚜렷하지 않은 박테로이즈·유박테륨 등과 같은 중립균으로 세분할 수 있다.

그런데 사람에 따라 이들 세균의 구성 비율이 다소 차이가 있지만 대체로 유익균과 중립균이 많은 비중을 차지하며 유해균도 일정 비율로 존재한다. 하지만 평소 나쁜 식습관 등의 원인으로 유해균이 평소보다 증가하면 건강에 문제가 생기게 된다. 그 결과 장에 각종 독소가 쌓이면 림프구의 면역 기능이 저하된다. 평소 우리가 식사를 할 때, 특히 고지방 성분이 함유된 식사를 하면 유해균의 수가 늘고, 유익균의 수가 감소하는 현상이 나타나게 된다.

그러면 유익균의 수를 늘리는 방법은 없을까. 그 방법을 찾아보자, 그 첫째 방법은 유익균의 증식을 돕고 유해균의 증식을 막는 프로바이오틱스(probiotics)를 섭취하는 것이고, 둘째는 유익균의 먹이가 되는 프리바이오틱스(prebiotics)를 섭취하는 것이다.

프로바이오틱스란 건강에 도움을 주는 살아 있는 균을 말하는데, 이에는 요구르트, 김치, 된장, 청국장 등과 같은 것이 있다. 평소 발효 식품을 자주 섭취해야 할 이유가 바로 여기에 있는 것이다. 프리바이오틱스란 유익균의 먹이가 되는 영양소를 말하는데, 여기에는 섬유질이 특히 많이 함유된 해조류, 고구마, 셀러리, 양배추 등과 같은 식품과, 프락토올리고당, 즉 난소화성 탄수화물이 함유된 당근, 콩류 등과, 이눌린 성분이 함유된 돼지감자, 우엉, 야콘 등이 있다. 평소 식사 때 이러한 식품을 상식하면 유익균이 장내에 정착하는 데 크게 기여할 수 있다. 하지만 이러한 식품만 섭취하는 한편 무분별한 항생제의 남용, 과음, 스트레스, 인공 감미료, 설탕, 액상과당 등과 같은 유해 식품을 피해야 유익균을 늘릴 수 있고 유해균이 증식하는 것을 막을 수 있다. 그런데 이런 양면성의 번거로움을 덜어 주는 차원에서 프로바이오틱스와 프리바이오틱스를 동시에 섭취할 수 있는 제품이 최근에 개발되었다. 즉, 젖산균 음료에 프락토올리고당을 첨가한 신[심]바이오틱스(syn[sym]biotics) 제품이 출시된 것이다.

참고로, 우리 인체의 질병 중 80%는 대장에서 시작된다고 알려져 있으므로 평소 대장을 잘 관리하여 건강한 하루하루가 지속되었으면 하는 마음이다.

⑵ 장내 유익균(probiotics)의 수가 감소하면 암 발생 가능성이 높아진다

※ 장내 유익균이 감소하는 이유

우유, 양식 물고기, '닭 공장'의 닭 등으로부터 간접적으로 섭취하는 항생제가 문제가 된다. 이와 같은 항생제는 체내의 1.5kg이나 되는 유익균과 유해균을 무분별 살상한다. 과일과 채소의 잔류농약, 가공식품의 방부제, 과자류에 포함된 당분, 위산을 중화시키는 제산제, 식수에 잔존하는 염소 등은 모두 유해균의 증식을 돕는다. 우리는 대체로 이러한 환경에 노출돼 있다. 유해균이 증가하면 암, 당뇨, 이상지질혈증, 면역력 악화, 아토피 증가 등 각종 질환에 노출된다. 그러므로 유해균의 증식을 억제하고 유익

균의 수를 증가시키기 위해 섬유질이 풍부한 과일과 채소를 상식하고 유해균이 증식하는 환경에서 벗어나도록 노력해야 한다. 최근에는 유산균을 직접 섭취하는 상품이 개발돼 있으므로 적극 활용하면 좋은 결과를 볼 수 있을 것이다.

6장
혈관은 생명의 통로

　평소 좋은 식습관과 유산소운동은 혈관 건강에 아주 좋다. 유산소운동으로 산화질소(NO)가 분비되면서 혈류량이 올라가게 된다. 혈류의 흐름이 왕성해야 온몸의 모세혈관까지 산소와 영양소를 충분히 공급하고 또 노폐물을 체외로 배출시켜 준다. 문제는 우리가 이 혈관이 잘 흐르고 있는지 모른다는 것이다. 실제로 50% 이상이 막히기 전에는 아무런 증상이 없다는 것이 의학계의 정론이다. 우리는 일상생활에서 인스턴트식품과 튀김류 등의 불량식품을 기피하는 좋은 식습관을 길러 나가야 하는데 특히 튀김류에 많은 트랜스지방산은 육류의 포화지방산보다 훨씬 우리의 혈관을 위험에 빠뜨리게 된다. 건강한 혈관을 만들기 위해서 좋은 식습관과 생활습관은 물론이거니와 하루에 물을 8잔~10잔 마시는 것도 빼놓을 수 없다. 혈액 내 수분이 부족할 경우 혈액의 점도가 높아져 염증이 발생하게 되는데 이때 혈관에 손상이 오게 된다. 즉, 적혈구와 백혈구의 수치가 올라가면서 혈액의 점도가 높아져 혈류에 문제가 발생하게 된다. 혈류에 문제가 발생한다는 것은 곧 중대한 질환의 전조가 되며 심혈관질환, 뇌졸중 등이 나타나게 된다. 따라서 생명의 통로인 혈관을 건강하게 하기 위해 건강관리에 만전을 기해야 할 것이다.

1. 건강의 제1조건은 혈액순환

혈액의 흐름은 생명의 강이다. 혈액은 산소, 영양분 등 신체에 필요한 성분들을 운반해준다. 게다가 신진대사를 통해 발생한 노폐물들을 모아서 그것을 처리하는 신장, 폐, 피부로 운반해주기도 한다. 그러므로 평소 혈행이 원활해지도록 하는 것이 건강을 위해 최선의 방책이 되는 것이다. 혈행이 원활치 못할 경우 체내에 노폐물이 쌓여 각종 질병의 온상이 되기 때문이다.

우리의 인체 체온은 섭씨 36.5도가 정상인데, 이 정상 체온보다 낮은 사람은 면역력이 떨어져 각종 질병에 노출되기 쉽다. 그렇기 때문에 평소 자신의 체온을 높여서 혈액 순환이 잘 되게 할 필요가 있는 것이다. 즉, 원활한 혈액 순환이야 말로 건강의 밑바탕이자 건강의 가장 중요한 조건이 된다. 따라서 평소 항상 체온을 따뜻하게 하는 습성을 들이는 것이 현명할 것이다.

A. 혈액 순환에 장애가 나타날 경우 어떤 현상이 나타나는가?

(1) 관상 동맥 장애 : 협심증, 심근경색, 심부전 등이 발생

(2) 뇌혈관 장애 : 뇌졸중 현상이 발생

(3) 신장 혈관 장애 : 신성(腎性) 고혈압, 신경화증, 신부전 등 발생

(4) 대동맥 또는 말초 혈관 장애 : 하지(下肢)의 동맥 폐쇄 등이 발생

B. 일상생활 중 체온을 높임으로써 혈액 순환을 잘 되게 하기 위한 방법은 무엇인가?

(1) 하루 1시간 정도의 걷기 운동을 실천한다.

(2) 생강은 혈액 순환에 좋은 식품이므로 평소 생강차나 생강을 넣은 식혜를 자주 먹는다.

(3) 반신욕을 하면 피로도 해소하고 혈액 순환도 잘 된다.

(4) 족탕을 하면 모세혈관을 확장해 혈액 순환이 촉진된다.

(5) 따뜻한 물이나 차를 자주 마신다.

C. 식생활을 통한 원활한 혈행(血行)을 위한 방법

(1) 밥, 빵, 떡과 같은 탄수화물을 과식하지 않는다.

(2) 매일 25~30g의 섬유질을 섭취한다.

(3) 매일 충분한 채소와, 과일을 적절히 섭취함으로써 비타민과 미네랄을 보충한다.

D. 혈관의 지표

(1) 정상 혈압-120/80mg/Hg 이하

(2) 정상 혈당-100mg/dl 미만

(3) 맥박-65회 미만

(4) HDL-60mg/dl 이상(40~60mg/dl는 보통 상태이며 40mg/dl 이하는 비정상 상태이다.)

(5) LDL-130mg/dl 미만

(6) 중성지방-150mg/dl 미만

(7) 콜레스테롤-200mg/dl 이하

2. 이상지질혈증

지질은 세포의 기능을 유지하고 여러 가지 호르몬을 만드는 재료가 되기도 하지만, 이것이 몸에 필요 이상으로 존재하면 동맥의 혈관벽에 손상을 일으켜 고혈압, 협심증, 심근경색, 뇌졸중 등의 동맥경화성 질환이 발생하게 되는데, 이와 같이 몸속의 지질이 비정상적으로 과다한 경우를 이상지질혈증이라고 한다.

총콜레스테롤이 230mg/dl이고, LDL이 150mg/dl이상이며 중성지방이 200mg/dl 이상이면서 HDL이 40mg/dl 미만인 4가지 중에서 한 가지라도 해당되면 이상지질혈증으로 본다. 이상지질혈증이 있을 경우 혈관이 좁아져 협심증, 심근경색, 뇌졸중과 같은 질환의 발생 위험이 높아진다.

그런데 이상지질혈증에는 2가지 형태가 있다.

즉, 혈중 지질은 크게 콜레스테롤과 중성지방으로 나눌 수 있는데, 혈중 콜레스테롤 수치가 높은 경우를 고콜레스테롤 혈증이라 하고 혈중 중성지방의 수치가 높은 경우를 고중성지방 혈증이라고 한다. 이 두 가지를 총칭하여 이상지질혈증이라고 한다.

고콜레스테롤 혈증, 고중성지방 혈증은 모두 혈액을 걸쭉하게 만들고 동맥경화를 촉진시키지만 그 양상에는 다소 차이가 있다. 그런데 최근 한국인 30세 이상의 성인 중 50% 정도가 이 질환의 보유자란 통계가 나와 충격을 주고 있다. 그 원인이야 말할 것도 없이 기름기 많은 육류, 즉 소고기와 돼지고기가 지목되고 있다. 문제는 이 질환으로 혈관에 지방이 축적돼 막히면 심혈관 질환과 뇌졸중과 같은 심각한 질환이 발병하게 된다는 것이다. 따라서 심혈관 질환 예방을 위해서는 이 이상지질혈증을 막아야 한다. 그러기 위해서는 맛이 다소 없더라도 지방이 적은 살코기의 선호가 필수적이고, 아울러 생선, 콩, 두부 등 섬유질이 풍부한 철학이 담긴 식단이 적극 요청된다.

(1) 콜레스테롤

콜레스테롤은 인체에 빠뜨릴 수 없는 지질로서 지방의 일종이며 중성지방, 인지질이란 지질과 함께 체내에 존재하는 물질이다. 일반적으로 콜레스테롤 수치가 높으면 안 좋다는 이미지를 가지고 있지만 우리 몸에는 필요불가결한 물질이다. 간장에서 만들어지는 콜레스테롤은 인체 세포막의 재료가 되거나 각종 호르몬, 담즙산 생성에 관여하는 등 아주 중요한 물질이다. 그러므로 이 물질 자체는 결코 나쁘거나 불필요한 것이 아니다.

그런데 콜레스테롤은 에너지원으로 쓰이지 않기 때문에 대사에 문제가 있어 장기에 축적되면 질병이 발생할 수 있다.

콜레스테롤이 높아지는 이유에 대해 알아보면, 체내에서는 필요로 하는 콜레스테롤을 생성하고, 또한 음식물을 통해서도 콜레스테롤을 얻게 되는

데, 지방과 콜레스테롤 함량이 높은 음식을 과다하게 섭취할 경우 혈중 콜레스테롤 수치가 높게 나타나는 것이다.

고콜레스테롤 혈증은 고혈압, 흡연과 함께 동맥경화의 3대 위험 요인의 하나로 꼽히고 있다. 동맥경화는 혈관에 콜레스테롤이나 중성지방 등의 지방성 물질이 쌓여 혈관이 좁아지고 탄력을 잃는 상태를 말하는데, 여기에는 관상동맥이 좁아져 발생하는 협심증, 심근경색증 등과 같은 관상동맥 질환, 뇌로 가는 혈관이 좁아져 발생하는 뇌경색증, 사지로 가는 혈관이 좁아져 발생하는 말초혈관 질환 등이 있다.

콜레스테롤이 많이 함유된 식품으로는 버터, 마요네즈, 드레싱, 생크림, 쇠간, 닭 내장, 베이컨, 카스텔라 등이 있다.

⑵ 나쁜 콜레스테롤(LDL)

이 물질은 혈중을 거쳐 인체 조직으로 콜레스테롤을 운반하는 역할을 하며, 혈관벽에 축적되어 동맥경화증을 가속화시키기 때문에 나쁜 콜레스테롤이라고 부른다. 그러므로 혈액에 이 물질의 수치가 낮을수록 건강에 좋은 것이다.

이 물질을 높이는 주범은 포화지방과 트랜스지방이 함유된 육류, 버터, 라면, 생크림케이크, 스낵류 등이므로 이러한 식품류를 배제하고 불포화지방이 많이 함유된 식품류를 섭취할 것을 권장한다.

⑶ 좋은 콜레스테롤(HDL)

이 물질은 혈관에서 콜레스테롤을 제거하여 간으로 운반함으로써 분해시켜 좋은 상태로 하기 때문에 좋은 콜레스테롤이라고 한다. 그렇기 때문에 이 물질이 많을수록 관상동맥질환을 예방할 수 있게 되는 것이다.

⑷ 중성지방

콜레스테롤이 주로 세포막이나 호르몬의 재료가 되는 반면 중성지방은 주로 에너지원이 된다. 같은 지방이라도 그 역할은 각각 다르며 둘 다 생명 유지에 절대 필요한 물질이다.

에너지원으로 곧바로 이용되지 않는 중성지방은 피하지방 세포, 내장 주변 등에 모여 있고, 결과적으로 체온을 일정하게 유지하거나 외부에서 오는 충격을 막는 역할을 한다.

중성지방은 피하지방 조직에 가장 많이 존재하며 사람의 경우 약 10kg이 피하지방이고, 그 이상으로 증가되면 비만이라고 부른다. 혈액과 간에도 중성지방이 어느 정도 존재하며 간에 비정상적으로 많이 축적된 상태를 지방간이라고 한다.

식품으로 섭취하는 지방의 대부분은 중성지방의 형태로 되어 있으며 지방을 섭취하면 혈액 중의 중성지방의 농도가 몇 시간 상승하다가 12시간 이내에 정상화된다.

지방 대신 당분을 과량 섭취할 경우에도 간과 지방 조직에서 지방산이 합성된다.

이와 같이 간에서 합성된 지방산은 거의 중성지방으로 전환되며, 공복 상태에서의 혈중 중성지방 농도는 체내에서 만들어진 중성지방을 의미한다.

중성지방의 수치는 쇠고기, 돼지고기, 닭고기, 식용유, 버터, 마가린, 튀긴 음식 등, 특히 포화지방의 함량이 높은 식품류를 많이 섭취하는 사람에서 높게 나타난다. 그리고 탄수화물이 풍부한 식품과, 알코올에 의해서도 올라간다. 탄수화물이나 알코올을 섭취하면 체내에서 중성지방을 생성하는 효소가 증가하기 때문이다.

그런데 한국인은 서구인이나 일본인에 비해 중성지방이 상당히 높은 편이다.

중성지방이 150mg/dl 이상이면 위험하다고 할 수 있는데, 한국인 성인의 1/3이 이에 해당된다고 한다. 이것은 한국인 특유의 유전적 배경, 탄수화물과 동물성 지방의 과량 섭취, 과음 등의 이유 때문이라고 할 수 있다.

중성지방은 LDL을 높이고, HDL을 낮춘다.

따라서 혈액 중에 중성지방이 많으면 콜레스테롤과 마찬가지로 동맥 경화성 질환을 유발할 수 있는 위험 인자가 된다.

중성지방 수치가 높으면 심장병, 뇌졸중 등 혈관 질환이 발생하지 않도록 각별히 주의해야 하는데, 당뇨 환자일 경우는 더욱 철저한 주의가 필요하다. 왜냐면 당뇨 환자는 중성지방이 만들어지는 것을 제어하지 못하여 정상인보다 고중성지방 혈증의 발병 위험이 3배나 높기 때문이다.

※ 대사증후군

허리둘레, 남성 90센티미터 미만 여성 85센티미터 미만/혈압, 수축기혈압 130mmHg 미만 이완기혈압 85mmHg 미만/중성지방, 150mg/dl 미만/공복혈당, 100mg/dl 미만/HDL 콜레스테롤, 남성 40mg/dl 이상 여성 50mg/dl 이상 중 3가지 이상에 해당하는 경우를 말한다.

과거에는 고혈압, 당뇨병, 이상지질혈증 등을 각각 개별적 질환으로 다루었으나 이제 이러한 질환들을 하나의 증후군으로 통합하여 관리하고자 함으로써 대사증후군이란 명칭을 사용하게 되었다.

※ 아래의 5가지 기준 중 3가지 이상에 해당하면 대사증후군에 속한다
(1) 수축기 혈압 130mg/dl, 이완기 혈압 85mg/dl 이상
(2) 공복 혈당 100mg/dl 이상
(3) 중성지방 150mg/dl 이상
(4) HDL 남성 40mg/dl, 여성 50mg/dl 미만
(5) 허리둘레 남성 90cm(36인치) 이상, 여성 85cm(34인치) 이상

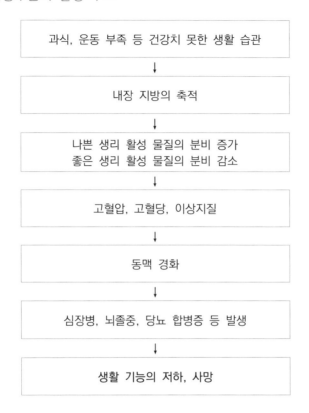

과식, 운동 부족 등 건강치 못한 생활 습관
↓
내장 지방의 축적
↓
나쁜 생리 활성 물질의 분비 증가 좋은 생리 활성 물질의 분비 감소
↓
고혈압, 고혈당, 이상지질
↓
동맥 경화
↓
심장병, 뇌졸중, 당뇨 합병증 등 발생
↓
생활 기능의 저하, 사망

※ 대사증후군을 퇴치하자

(1) 식생활을 개선한다.

　정제 식품을 피하고 현미잡곡밥 위주의 주식을 선호하고, 과일과 채소를 많이 섭취하고 해조류를 상식하면서 육류를 포함한 가공식품의 섭취를 최소화한다.

(2) 매일 30분 이상 규칙적으로 운동한다.

　적게 먹고 많이 움직이는 것이 대사증후군을 예방하는 지름길이다. 가령 운동할 시간이 부족하다 하여 주말에 몰아서 하는 경향이 많지만 이것은 적합한 운동 방법이라고 보기 어렵다. 오히려 스트레스가 쌓이는 경우가 허다하다. 그러므로 매일 규칙적으로 30분 이상 운동한다는 생각을 가질 필요가 있는 것이다. 이것은 조금만 노력하면 가능한 것일 수 있다.

즉, 출퇴근 시간에 되도록 많이 걷는 방법을 활용한다든가 점심시간에는 일부러 먼 식당을 이용한다든가 엘리베이터나 에스컬레이터를 이용하지 않고 걸어서 올라가는 등 여러 가지로 생각해볼 수 있을 것이다. 단 시간에 효과를 못 본다고 포기해서는 안 된다. 약 일주일이면 습관화되므로 계속 실천하는 것이 바람직하다.

우리가 운동을 하는 목적은 단순히 살을 빼려는 것을 의미하는 것이 아니라 쉽게 살이 찌지 않는 강건한 체질을 만들기 위해서이다. 그러므로 이 강건한 체질을 만들기 위해 항상 운동하는 습관을 들일 필요가 있는 것이다.

※ 근육량이 적으면 대사증후군을 유발할 위험성이 높다

근육의 양이 적으면 각종 생활습관병의 원인이 된다는 연구가 나오고 있어 근력운동에 관심이 집중되고 있다.

우리는 대체로 걷기, 등산 등과 같은 유산소 운동으로 운동을 다한 것으로 생각하고 있지만 그와 아울러 아령 등의 근력운동도 병행해 주어야 근육의 양이 늘어날 수 있는 것이다.

즉, 유산소운동만으로는 근육이 증가하지 않는 것이다. 최근 연구에 따르면 복부 비만형으로서 근육의 양이 적은 근육 감소성 비만자와 정상인을 비교한 결과 근육 감소성 비만자의 대사증후군 유병률이 8배 이상 높은 것으로 나타났다. 사실 지금까지는 체지방 증가가 각종 생활습관병의 원인인 것으로 밝혀졌지만 이제는 근육량의 감소도 질병의 원인이 된 것이다. 따라서 유산소운동과 병행해서 근력운동도 반드시 해야 건강을 유지할 수 있는 것이다.

총 콜레스테롤 (TC)	나쁜 콜레스테롤 (LDL)	좋은 콜레스테롤 (HDL)	중성지방(TG)
정상 200mg/dl 미만	100mg/dl 미만 (적정), 100~129mg/dl (정상)	60mg/dl 이상(높음)	150mg/dl 미만
경계치 201~229mg /dl	130~149mg/dl	40~60mg/dl(보통)	150~199mg/dl
비정상 230mg/dl 이상	150mg/dl 이상	40mg/dl 미만	200mg/dl 이상

※ 이상지질혈증의 식이요법

(1) 정상 체중을 유지한다.

(2) 단순당은 쉽게 중성지방으로 바뀌므로 제한한다. 단순당이 많이 함유된 식품으로는 설탕, 사탕, 꿀, 물엿, 청량음료, 설탕이 들어간 과자나 케이크 등이 있다.

(3) 포화지방산의 섭취를 줄인다. 포화지방산이 많이 함유된 식품으로는 육류 중 기름진 부위, 버터, 치즈, 생크림, 코코넛기름, 팜유(프리마, 라면, 과자 등) 등이 있다.

(4) 콜레스테롤의 섭취를 최소화한다. 콜레스테롤이 많이 함유된 식품으로는 내장(곱창, 간), 생선 알, 장어, 미꾸라지, 곰국, 소시지 등의 인스턴트 식품이 있다.

(5) 과음을 피한다.

(6) 섬유질은 지방의 흡수를 억제하며, 탄수화물의 흡수 속도를 완만하게 조절해주므로 섬유질(현미·귀리·보리 등과 같은 잡곡, 채소, 과일, 해조류 등)을 충분히 섭취한다.

(7) 트랜스지방이 함유된 식품은 절대 섭취하지 않는다.

(8) 과식을 피하고 소식 위주로 한다.

(9) 단백질 섭취는 콩과 같은 식물성 단백질 위주로 한다.

(10) 항상 신체 활동을 늘리고, '운동의 왕'인 걷기를 생활화한다.

3. 건강한 혈관을 위한 각종 생활 습관

(1) 정상 체중을 유지한다.

살이 찌면 남아도는 지방이 혈관에도 쌓여 혈관이 좁아지게 되고 동맥경화를 유발한다. 특히 가슴, 팔, 엉덩이에 있는 피하지방보다 허리와 복부에 있는 내장지방이 혈관 건강에 더 나쁘다. 내장지방은 유해 물질을 분비하거나 혈액에 녹아 동맥경화를 잘 일으키고 당과 지질의 대사 이상을 유발해 고혈압, 당뇨병, 이상지질혈증 등을 일으킨다.

(2) 1주일에 3~5회의 운동을 한다.

운동을 하면 혈관의 청소부 역할을 하는 좋은 콜레스테롤인 HDL이 높아지고 혈관을 손상시키는 혈압과 혈당은 강하한다. 특히 유산소운동을 하면 혈관 내피에서 산화질소(NO)가 분비되는데, 이는 혈관 확장에 중요한 역할을 한다.

(3) 올바른 식습관을 갖는다.

서구화된 식습관은 각종 생활습관병을 유발하고 노화를 촉진하는 것은 물론 암을 발생하게 하는 원인이 되기도 한다. 고령화할수록 열량이 높은 음식을 피하는 것이 좋으며 전곡류, 채소류, 생선류, 과일류 등을 고르게 섭취해야 건강에 도움이 된다.

특히 혈관을 노화시키는 트랜스지방과 포화지방을 피해야 한다. 이 중 트랜스지방은 좋은 콜레스테롤을 감소시키고 심장 및 뇌혈관 질환의 위험을 높이는 나쁜 콜레스테롤을 증가시킨다.

설탕, 흰쌀, 밀가루 등은 혈관벽을 두껍게 만드는, 당뇨와 비만을 유발하는 식품이므로 피하고 채소, 과일, 잡곡, 콩류, 해조류 등을 충분히 섭취한다.

(4) 절대 금연한다.

흡연자는 비흡연자에 비해 폐암, 기관지염, 심혈관 질환에 걸릴 위험이 60~70%나 높다. 흡연은 담배 속의 유해 물질로 인해 손상된 혈관벽에 혈관 수축제를 분비하는 혈소판이 달라붙어 혈류량이 감소하게 된다. 흡연으로 인한 활성산소 역시 혈관 내벽을 손상시켜 동맥경화의 위험을 높이고 노화를 촉진한다.

(5) 과음을 삼간다.

장기간 과음을 하면 심장근육이 약화돼 알코올성 심근증에 걸릴 수도 있다. 또 혈액에 중성지방이 많아져 고혈압, 심장병, 뇌동맥 질환에 걸릴 가능성이 높아진다. 과음이나 폭음을 할 경우 동맥, 특히 뇌동맥을 크게 확장시켜 동맥을 손상시키고 뇌동맥경화증 같은 질환을 유발할 수 있게 된다. 따라서 뇌출혈, 뇌경색의 위험이 커진다.

(6) 고혈압 등을 적극적으로 관리한다.

고혈압은 두통이나 현기증도 없이 오는 경우가 있기 때문에 'silent killer'라는 무시무시한 별명까지 붙어 있는 실정이다. 즉, '소리 없는 살인자'라는 것이다. 고혈압은 보통 30~40대 사이에 발병하지만, 환자 자신은 정작 언제부터 고혈압이 됐는지는 모르고 있는 실정이다. 강압제에는 이뇨제, 알파 차단제와 베타 차단제를 포함한 교감신경 억제제, 혈관 확장제 등이 있는데, 이 중에서 적절한 것을 선택해 투약을 하지만 고혈압의 원인을 직접 제거해주는 치료가 아니므로 약을 중단하면 즉시 혈압이 상승한다. 따라서 장기 복용할 경우 두통, 불면, 나른함 등의 부작용도 있다. 그러므로 이러한 방법은 현명한 판단이 아니라는 사실을 자각할 필요가 있다. 이에 관련하여 고혈압에 도움을 줄 수 있는 자연 요법을 보면 (1) 현미를 포함한 잡곡류, 섬유질이 풍부한 과일과 채소, 견과류, 생선 콩제품 등의 식이 요법을 기본적인 식단으로 해야 한다. (2) 두부, 청국장, 옥수수, 아몬드, 바나나, 대두 등의 마그네슘 함유 식품이 혈압을 강하하는 데 도움이 된다. (3) 오메가-3 지방산 중 EPA 성분이 혈관 평활근의 이완을 조절하는 데 직접 관여하는 것으로 알려졌다. 그러므로 EPA 섭취를 많이 하여 혈압을 강하하도록 한다. (4) 아르지닌은 혈관을 이완시키고 혈압을 강하하는 산화질소(NO)의 전구체이다. 아르지닌을 장기적으로 복용하면 혈압 상승을 예방할 수 있다. 또 아르지닌이 함유된 식품으로는 참마, 생선, 콩, 견과류, 청국장, 해바라기씨, 우엉 등이 있다. (5) 타우린은 교감신경의 활성을 조절하여 혈압 강하에 도움을 준다. 타우린은 어패류에 많이 함유돼 있는 아미노산의 일종이다. 오징어와 문어 같은 생선에 타우린이 다량 함유돼 있는데, 과거에 고콜레스테롤 식품으로 기피하기도 했지만, 최근 새로운 계측법이 나오면서 오히려 타우린이 담즙산 분비를 촉진시키기 때문에 혈중 총콜레스테롤 수치를 낮추고, 혈압을 정상적으로 조절하는 작용도 있어 현재 고혈압, 심부전 등의 치료제로 쓰이고 있는 실정이다. 타우린이 많이 함유된 식품으로는 오징어, 문어, 소라, 가리비, 고등어 살의 검붉은 부분, 바다참게, 참치 살의 검붉은 부분, 떡조개 등이 있다.

고혈압이 오래 지속되면 혈관에 계속 높은 압력이 가해져 혈관 내벽이 손상되고, 아무는 과정에서 혈관이 딱딱해지는 동맥경화증이 발생한다.

또한 이상지질혈증으로 혈액 중에 나쁜 콜레스테롤과 중성지방이 많으면 혈관벽에 콜레스테롤 덩어리가 달라붙어 혈관이 좁아지고 딱딱해진다. 당뇨병 또한 혈관을 노화시키는 질병으로 모세혈관에 손상을 주어 혈액순환에 장애를 초래한다.

한편 고혈압 환자의 경우 하루에 총 소금 섭취량을 약 5.8g(1작은술)을 줄이면 수축기 혈압이 2~7 정도 하락한다는 것이다. 그러면 일상생활 속에서 나트륨을 줄일 수 있는 방법을 찾아보면 국이나 찌개는 건더기 위주로 섭취하고 국물은 배제하는 것이고, 라면도 국물은 소량만 섭취하는 방향으로 나가는 것이 현명할 것이다. 우리는 보통 라면을 섭취할 때 그 국물은 밥까지 말아 먹는 경우가 허다하다. 라면의 1개에 함유된 스프는 2~3g으로서 이는 세계보건기구(WHO)가 1일 소금 섭취 권장량(5g)의 1/2에 해당하는 양이다. 그러니까 하루 2개의 라면을 섭취하는 경우 권장량과 맞먹는 양이 되는 것이다. 여기에 김치나 기타 반찬까지 있으면 나트륨 섭취량은 훨씬 초과하게 된다. 또 김치를 담글 때 약간 싱겁게 담그는 것도 한 방법이기도 하다. 또 요리에는 소금 대신 향신료나 향미채소를 사용하면 도움이 될 것이다. 저염 간장이나 저염 된장도 한몫한다. 또 가능하면 외식을 줄이는 것도 좋을 듯하다. 하여간 소금 즉 나트륨 과다 섭취로 인해 우리는 고혈압, 신장병, 뇌졸중, 심혈관 질환 등의 생활습관병에 시달리고 있는 상황에 처해있는 실정이다. 이런 통계가 있다. 소금 섭취량을 3g 줄이면 뇌졸중 발병률이 13%나 하락한다고 한다. 1일 10g 이상을 섭취하는 것이 예사인 오늘날 우리들의 생활상은 질병을 초래하지 않을 수 없는 현실이 되었다. 가령 1일 10g을 섭취할 때 3g만 줄일 경우 7g이 되니까 세계보건기구(WHO)의 권장량 5g(나트륨 2,000mg)에 어느 정도 근접하는 사례가 될 수 있다고 볼 수 있다. 맛이 짜야 행복을 느낄 수 있다고 생각하지만 한편으로는 그것이 독소라는 관점, 즉 건강의 적으로 판단하면 어떨까하는 생각을 가져본다.

여기서 소금 1g의 양은 1/3작은술에 해당하며 이것은 간장 5g(1작은술), 된장, 고추장 10g(1/2큰술), 토마토케첩 30g(2큰술)에 해당하는 양이다. 그런데 한국인의 1일 평균 소금 섭취량은 15~20g으로 세계보건기구(WHO) 권장량의 3~4배에 해당하는 양이 된다. 이렇게 짜게 먹는 습성으로 인해 혈압 상승은 물론이거니와 뇌졸중이나 심장병의 발생을 높이고, 또 위 점막도 손상시켜 위암 발생의 위험까지 감수해야 하는 상황이 나타나게 된다. 한편 '미국 국립 심장·폐결핵 연구소'에 따르면 소금 섭취량이 6g 증가할 때마다 심장병 발병으로 인한 사망률이 61%나 증가했으며 뇌졸중 사망률은 그보다 훨씬 높아 89%나 증가했다는 것이다.

※ 나트륨 과다 섭취로 인해 발생하는 질병과 그 증상

질병 종류	증상
고혈압	이완기 혈압 올라 혈관 손상이 장기화
뇌졸중	고혈압으로 인한 뇌출혈 위험 증가
심혈관질환	심혈관 질환 30% 증가
위암	위벽을 손상시키고 위축시켜 위암 발생 증가
만성신장병	신장 조직 손상 유발

4. 혈관을 망가뜨리는 요인

당 지수가 높은 식품, 인스턴트식품, 가공식품 등의 탄수화물을 많이 섭취하면 혈당의 수치가 높아지고, 튀김, 빵, 버터, 육류, 인스턴트식품 등의 지방을 많이 섭취하면 콜레스테롤 수치가 높아지며 육류, 달걀, 치즈, 고단백 식품 등의 단백질을 많이 섭취하면 호모시스테인 수치가 높아진다.

그런데 혈당, 콜레스테롤, 호모시스테인이 모두 혈관에 과도하게 유입되면 혈관이 온전할 수 없게 되는 것이다. 즉, 혈관이 망가지는 것이다. 혈당과 호모시스테인이 혈관벽에 상처를 내고 콜레스테롤은 혈관을 좁힌다. 그 결과 고혈압이 발생하거나 혈관이 막히거나 터져 심근경색, 뇌졸중 등이 발생한다. 혈관이 건강해야 할 이유가 바로 여기에 있다.

5. 혈관은 급격한 온도의 변화에 약하다

혈관은 급격한 온도차에 약하다는 사실을 항상 기억해야 한다. 집안에 있다가 갑자기 추운 바깥으로 나가거나 고온의 사우나실에서 나온 즉시 냉탕에 들어가면 혈관이 갑자기 수축한다. 이때의 충격은 가히 놀랄 만하다. 또 이른 아침 약수터에서 냉수욕을 하는 경우도 있다. 이 또한 마찬가지다. 혈관이 급격히 수축하여 위기의 순간을 맞을 수도 있기 때문에 삼가는 것이 좋을 것이다. 목욕탕에서 옷을 벗을 때 추위를 느끼면 혈관은 즉시 수축한다. 이런 상황에서 온탕에 들어가면 혈관이 팽창하고 다시 욕조 밖으로 나오면 다시 혈관이 수축하는 경우가 된다. 즉 단시간에 팽창과 수축을 반복하게 되면 혈관이 노화하게 된다. 그러므로 온도차가 크지 않게 하여 혈관에 부담을 주지 않도록 해야 한다.

6. 혈액 순환을 위한 발바닥 자극 요법

발은 심장에서 가장 멀리 떨어져 있기 때문에 혈액 순환이 원활하지 않을 수 있다. 발바닥에 다다른 혈액이 정맥을 통해 심장으로 돌아가려면 발의 역할이 중요해야 한다.

발은 신체 중 2%만 차지하지만 나머지 인체 98%를 지탱하는 '몸의 뿌리'인 것이다. 발에는 26개의 뼈, 32개의 근육과 힘줄 그리고 107개의 인대가 얽혀 있다. 걸을 때마다 체중의 1.5배나 되는 하중이 발에 가해진다. 발은 심장에서 가장 멀리 떨어져 있으면서도 심장에서 받은 혈액을 다시 올려 보내는 '제2의 심장' 역할을 하기도 한다. 그러므로 평소 발이 건강하여 혈액 순환이 원활히 되도록 하기 위해 족욕이나 마사지를 하거나 '헬스매트'를 이용하여 발바닥을 지압하여 발의 피로를 풀고, 발 운동도 해서 근력과 균형 감각을 키울 필요가 있다. 발 건강이 좋지 못해 걸을 수가 없다면 인체 전반에 영향을 미치게 되므로 설령 발에 이상이 없더라도 매일 규칙적으로 발바닥을 자극하면 질병을 미연에 방지하고 건강도 유지할 수 있다.

'인체의 거울'이라고 부르는 발바닥에는 근육 및 장기와 연계된 반사구가 있어 인체의 근육과 장기가 축소된 형태로 반영되어 있다. 그러므로 건강한 인체를 유지하기 위해 발을 잘 관리해야 하는 것이다.

발을 잘 관리하기 위해서 제일 먼저 해야 할 일은 무엇보다도 발바닥을 자극해야 하는데, 이 자극 방법이 바로 걷기 운동이라는 것이다. 걷기를 하면 혈관이 수축과 이완이 반복되면서 정맥혈이 심장으로 되돌아오게 되는 것이다. 즉, 발바닥이 지면에 닿을 때 혈관이 수축되고, 발을 들 때 혈관이 이완되는데, 바로 이 동작이 반복되는 걷기 운동은 심장으로 향하는 정맥혈이 원활하게 흐르게 되는 것이다.

야생동물이나 미개발국의 원주민에게는 현대 문명병이란 것이 없다. 그들은 신도 없이 맨발로 다니기 때문이다. 현대인들은 발바닥의 자극이 부족해서 하체가 약해지면서 만성 피로, 소화 장애, 신장병, 심장병, 고혈압, 당뇨병, 신경통 등 각종 생활습관병을 유발하고 있다.

발은 인간의 생명 현상을 반영하는 '바로미터'라고 할 수 있으며, 오장육부의 기능 상태, 즉 전신의 건강을 반영하는 거울이기도 하다. 그러므로 매일 규칙적으로 걷기 운동을 하여 발바닥을 자극함으로써 혈액 순환이 원활히 되도록 해야 할 것이다. 건강의 키포인트가 바로 여기에 있다고 할 수 있다.

※ '西醫學健康法'의 6대 법칙 중 모관 운동

모관 운동[모세관 운동]

나무 베개를 베고 드러누워서 두 팔과 두 다리를 하늘로 향해 일직선으로 편 채 가볍게 전후로 흔드는 방법이다. 시간은 1~2분이면 충분하며 하루에 한 번만이라도 혈액의 흐름을 원활히 할 수 있는 장점이 있다. 사실 우리 인체는 팔다리에 모세혈관이 70%나 분포돼 있다. 그런데 이 모세혈관이 수축하게 되면 혈류에 장애가 나타날 것 같지만 조물주는 우리 인체를 그리 간단하게 만들어 놓지 않았다. 즉, 다시 말해 모세혈관이 수축할 때도 세동맥의 혈액이 세정맥으로 무난하게 이동하여 순환기능을 수행하게 만들어 놓은 기관이 있는데 이것이 바로 바이패스(by-pass)라는 비상통로, 즉 글로뮈(glomus)다. 글로뮈는 동정맥문합(動靜脈吻合)이라고도 한다. 우리가 다리를 들고 미진동(微振動)시킬 때 모세관은 닫히고 동정맥문합은 열리게 된다. 그러기에 이 비상통로를 활성화하기 위해 평소 모관운동을 생활화할 필요가 있는 것이다. 글로뮈가 활성화되면 수족 냉증, 수족 마비, 혈압 이상 등을 호전시킬 수 있다. 1번에 1~2분이면 충분한데, 하루에 2~3회는 무난히 부담 없이 수행할 수 있을 것이다. 평소 모관운동을 생활화하여 건강한 혈류가 되도록 해야 할 것이다.

7. 혈관에 쌓인 이물질이 우리 몸을 병들게 한다

혈액은 장장 12만Km나 되는 혈관을 타고 무리 몸 구서구석까지 도달해 산소와 영양분을 공급한다. 동맥은 심장에서 나온 혈액을 모세혈관 등으로 보내는 작용을 하고, 정맥은 신체의 각 부분에서 혈액을 모아 심장으로 보내는 역할을 한다.

하지만 세월이 흐르면서 혈관벽에도 각종 이물질이 쌓이기 시작한다. 동맥경화는 이렇게 혈관이 노화하고 각종 이물질에 의해 혈관이 좁아지면서 발생하며 심근경색, 뇌졸중 등 대표적인 생활습관병을 유발한다. 캐나다 의학자 윌리엄 오슬러(Willam Osler)는 '사람은 혈관과 함께 늙는다'란 유명한 말을 남겼다.

동맥경화에 의한 심혈관 질환은 일단 발병하면 되돌릴 수 없는 합병증을 유발하기 때문에 발생하기 전에 미리 혈관을 정화해야만 건강한 노후를 맞이할 수 있다. 혈관을 정화하려면 동맥경화를 촉진하는 대표적 요인인 고혈압, 이상지질혈증, 당뇨, 비만, 흡연 등의 위험 요소를 제거하는 것이 중요하다.

※ 오래 앉아 있을수록 혈전증(血栓症)의 위험성이 커진다

혈액이 뭉쳐져서 생긴 덩어리가 혈전이다. 90분 이상 오래 앉아 있으면 다리의 혈류가 1/2로 줄어 혈전 발생 위험성이 2배로 높아진다는 연구가 있다. 그러므로 혈전을 막기 위해 같은 자세로 오래 앉아 있는 것을 피하고 한 시간에 한 번씩 다리 스트레칭을 하면 완화될 수 있다고 한다.

우리가 혈전이 잘 생기는 이유는 평소 불량한 식습관, 운동 부족, 음주,

흡연, 스트레스 등이 있을 경우 혈액 속의 혈전 생성 인자와 혈전 조절 인자의 균형이 깨지면서 혈전이 과도하게 생성되는 것이다. 따라서 평소 혈전이 쌓이지 않도록 상기와 같은 식습관과 생활습관을 바로잡을 필요가 있을 것이다.

혈전증은 동맥 혈전증과 정맥 혈전증으로 나누는데, 혈전이 동맥에서 발생하면 뇌경색, 심근경색, 말초 동맥 폐쇄증 등이 나타나고, 정맥에서 혈전이 발생하면 혈액이 심장으로 되돌아가지 못해 울혈(鬱血)이 생기게 된다.

한편 전문가들의 견해에 따르면, 매일 운동을 꾸준히 한다 해도 앉아서 생활하는 시간이 길면 각종 질병이 발생할 위험이 높다고 한다. 따라서 평소 가능한 한 장시간 앉아 있는 시간을 줄이고, 매시간 또는 틈틈이 스트레칭을 하는 등 몸을 움직여줄 필요가 있다.

※ 혈전의 원인, 종류 및 특징

원인			장시간 똑같은 자세 스트레스 운동 부족 불향한 식습관과, 생활습관(음주 및 흡연)
종류	동맥 혈전	뇌경색	뇌혈관이 막혀 마비나 감각이상이 발생
		심근경색	심장혈관이 막혀 흉통이나 호흡곤란이 발생
	정맥 혈전	울혈	혈전이 정맥을 차단할 경우 심장으로 혈액이 되돌아가지 못함으로 인해 울혈이 발생
		심부정 맥혈전	하지 정맥이 차단돼 하지에 부종이나 통증이 발생

8. 혈독(血毒)의 종류

(1) 최종당화산물(AGEs, advanced glycation end products)

이 물질은 혈관 최악의 독소로, '당 독소(glycotoxin)'로도 불리고 있는

데, 음식을 굽거나 튀기면 단백질과 당이 결합하게 되어 높은 열로 인해 구수한 향이 나는 탄 부분이 생기는데 이것이 최종당화산물이라는 독소다. 우리는 이 구수한 향 때문에 이것이 독소라는 생각을 미처 하지 못한다. 이내 식욕이 치솟는다. 이것은 활성산소와 같이 화학적으로 매우 불안정하고 반응성이 강하기 때문에 각종 생활습관병을 유발하는 것으로 알려져 있다. 암갈색의 빵 껍질은 물론이거니와 누룽지, 까맣게 볶은 커피, 직화구이로 탄 고기, 간장 조림 등 모두가 최종당화산물이므로 먹지 말아야 한다. 그러므로 음식을 조리할 때는 굽거나 튀기는 것보다 삶거나 찌는 방식을 선택해야 한다. 가능하면 생으로 먹는 방법이 가장 좋다. 이때 특이 강조하고 싶은 것은 제품 자체의 겉 부분이다. 즉, 빵 껍질이 흑갈색으로 변해 있다는 점이다. 어디 빵 껍질뿐이겠는가! 우리는 반찬으로 전[부침개]을 상식(常食)하게 된다. 뭐 만만하니까 그리고 맛도 구수하니까 또 요리하기도 쉬우니까 밀가루와 채소 그리고 해산물이나 육류를 넣어 팬에 붙여 소스에 찍어 먹기도 한다. 그런데 요리 과정에서 제법 노릇노릇해지기 일쑤이고 어떤 때는 타기도 한다. 노릇노릇해진 것이 최종당화산물이고 탄 것은 발암물질이 생긴 것이다. 이것은 단백질이나 지질이 포도당과 결합하여 고온에서 만들어진 것으로서 요리의 품질을 떨어뜨린 것인데 이것이 바로 최종당화산물(AGEs)이다. 이 물질이 바로 우리의 몸을 늙고 병들게 하면서 여러 질병을 유발하게 하는 것이므로 먹더라도 이 부분을 제거하고 먹어야 한다. 이것은 또 피부에 기미나 주름을 만드는 주범(물론 UVA 및 UVB가 근원-8장 과식과 활성산소 참조)인데도 우리의 작은 행복 때문에 얼굴 피부마저 멍들게 하고 있다는 사실을 미처 모른다. 이렇게 피부에 주름과 기미가 생기는 것은 피부의 콜라겐이 최종당화산물에 의해서 변성이 일어났기 때문이다. 얼굴피부에 민감하면서도 빵을 특히 좋아하는 여성들은 자신들의 피부가 최종당화산물로 콜라겐이 변성되는 것을 바라지는 않을 것이다. 그런데 문제는 또 있다. 전을 붙일 때 사용하는 기름은 주로 옥수수기름이나 콩기름인데 이것은 오메가-6지방이라서 체내 염증을 유발하는 친염성 기름이라는 것이다. 반면에 올리브유는 오메가-9지방이라서 인체에 유효한 성분을 제공해 준다. 그래서 가능하면 올리브유를 사용하면 좋을 것 같다. 그런데 인체에 별 도움이 되지 않는 기름은 조리 과정에서 고온으로 달궈지는 데다 장내에 들어가면 유해균의 온상이 된다는 점이다. 즉, 유해균의 먹이가 되어 그 유해균으로 인해 장내 가스를 만들게 되어 혈관을 오염시킨다. 진한 갈색으로 구워진 빵 껍질이 고소하다고? 그래서 맛있다고? 하지만 우리의 몸을 늙고 병들게 하는 최고의 악당이란 사실을 꼭 명심하고 혀끝에서 놀아나는 작은 행복에 취하지 말았으면 한다. 우리는 이런 참혹한 사실도 알지 못한 채 악의 마술에 포위되어 있는 우리의 현대 식생활을 과감하게 던져버리고 '그거 먹으면 죽어' 하면서 각자도생의 길로 나아가야 할 것이다.

이 물질은 또한 조리할 때에 고지방육류의 지방이 고기의 단백질과 결합해서도 형성되는데, 고온에서 굽거나 튀길 때 발생하므로 주의해야 한다. 이 악당은 혈관 내벽을 손상시키면서 중간막에 축적된다. 그 결과 혈관벽이 두꺼워지는 것이다. 결국 혈관이 노화되면서 동맥경화가 발생하는 것이다.

최종당화산물은 또한 육류, 생선을 고열로 가해도 만들어지는데, 가령 찌거나 삶는 것보다 굽거나 기름에 튀기면 훨씬 많이 생긴다. 이것이 체내로 들어오면 체내의 각 장기를 무차별 공격한다. 그야 말로 가공할 테러분자다. 췌장을 공격해 인슐린 생성을 억제하기도 하고, 혈관을 딱딱하게 하여 동맥경화를 유발시키며 뇌의 경우에는 치매 유발 물질인 아밀로이드를 활성화시킨다. 우리의 코가 빵의 구수한 냄새에 빠져들지만 '혀가 즐거우면 몸이 괴롭다'라는 말을 잊지 말아야겠다. 사실 갈색의 빵뿐 아니라 감자튀김, 닭튀김, 닭강정 등도 이 악당이 많이 함유되어 있으므로 삼가야 할 것이다. 비록 일 주일에 한두 번씩 먹거나 소량 먹는다 하더라도 자신도 모르는 사이에 조금씩 혈관에 축적되어 되돌리지 못할 만큼 치명상을 입을 수도 있다는 사실을 명심할 필요가 있다. '가랑비에 옷 젖는 줄 모른다'란 속담이 말하듯이 우리는 미처 느끼지도 못하면서 'TKO' 되고 말 것이기 때문이다.

결론적으로 말해서 최종당화산물은 상기한 바와 같이 외부에서 섭취하는 최종당화산물로 변한 제품뿐 아니라 인체 내에서도 혈당이 높을 경우 발생하는데, 혈관벽이나 조직에 붙어 세포를 노화시키고, 염증을 유발하고, 신경 구조를 손상시키고, 인슐린 저항성도 유발하면서 우리의 장기를 무차별 공격하여 알츠하이머를 비롯한 치매, 동맥경화, 당뇨병, 만성신부전증 등 우리를 악의 구렁텅이로 내몰아 버린다. 따라서 우리는 이 '당 독소'를 왜 피하지 않으면 안 될까를 다시 한 번 생각해 봐야 할 것 같다.

그런데 우리가 여기서 주의해야 할 사항이 하나 있는데, 그것은 우리가 평소 건강 검진으로 혈액 검사를 할 때 3개월 평균 혈당치인 '당화혈색소'란 검사 항목을 볼 수 있을 것이다. 이것이 바로 최종당화산물이 형성되는 초기 물질이라는 것이다. 당화혈색소는 혈색소[단백질 헤모글로빈]과 포도당이 결합한 상황을 측정하는 원리이다. 그러니까 혈중에 어느 정도로 당화가 진행되어 가고 있는지를 가늠하는 지표가 되는 셈이다. 근거가 되는 지표임이 틀림없다. 결국 혈당이 높은 사람은 최종당화산물을 많이 생성하게 되어 당화혈색소가 높아지게 된다. 상기한 바와 같이 혈중 당분이 많으면 췌장을 자극하여 인슐린 저항성을 만들게 되는 결과로 나타나는 것이다.

누군가가 이런 말을 했다. "행복한 오늘 하루가 계속 모이다 보면 결국 그것이 행복한 인생이 된다"라고! 하지만 방향을 잘못 잡은 걸 행복이라고 느끼고 있다면 그것이 결국 행복한 인생이 될 수 있을까? 뭐 방향을 잘못 잡아 병에 걸리더라도 나중에 병원에 가서 치료하면 되지!라고 할 수도 있을 것이다. 그건 현대사회가 일상적으로 하는 일이지 결코 예방적 차원의 조치는 아닐 것이다. 방향을 잘못 잡았으나 즐겁기만 하면 된다라는 식의 무사안일하고 평범한 현대사회의 모순이 결코 행복이 될 수 없을 것이다.

중국 당나라 때 의학자였던 손사막(581-682)이 이런 말을 했다. '상의

치미병지병(上醫治未病之病)', 즉 가장 훌륭한 의사는 병이 생기기 전에 고치는 사람이고, '중의치욕병지병(中醫治欲病之病)', 즉 보통 정도의 의사는 병이 생기려고 할 때에 고치는 사람이며 '하의치이병지병(下醫治已病之病)', 즉 수준이 낮은 의사는 이미 병이 들었을 때에 치료하는 사람이란 뜻이다. 이와 같은 문구에서 보듯이, 질병에 대한 문제에 있어서는 그에 대한 치료보다는 병이 생기기 전에 미리 예방에 중점을 두어야 하는 것이 최상의 대책이란 뜻으로 풀이할 수 있다.

직화구이의 불맛에 취해 행복해 하거나 영화관에서 버터팝콘을 즐기거나 누룽지에 행복을 느끼고 까맣게 볶은 커피에 웃음꽃이 피고 흑갈색의 빵에 미소가 번지는 것을 가지고 오늘 하루의 행복을 느끼면서 살고 있다면 그것이 결국 행복한 인생이라고 생각할 수 있을까? 하기야 좋은 방향을 가면서 행복을 느낀다면 그보다 더 좋은 게 어디 있겠냐마는 우리는 우리의 오늘 하루가 과연 합당한, 즉 바람직한 식습관과 생활습관인지 유심히 고찰할 필요가 있을 것 같다.

여기서 다시 한 번 강조하지만 여성들이 특히 민감한 얼굴피부! 그곳이 최종당화산물이란 '당 독소' 영향으로 콜라겐에 변성이 나타나 기미나 주름이 늘어난다면 과연 어떻게 대처해야 할까를 한 번쯤 고민해 본 적이 있을까? 뭐 보통사람들이 하는 방식으로 적당히 살면서 피부에 이상이 나타나면 성형을 하거나 약을 바르면 되지라고 할 수도 있을 것이다. 특히 여성들은 동안(童顔)을 회춘(回春)의 상징으로 착각하지만, 사실 건강나이[생체나이]가 달력나이와 다른 것이 진짜 건강한 것이 아닐까? 병든 50대는 60대로 보일 것이고 건강한 50대는 40대로 보일 터이니 말이다.

그런데 필자와 같은 '자연의학 연구자'들은 사고방식 차원이 다를 것 같다. 행복하게 그리고 적당히 살다가 '한 방 먹는 (즉, 병이 나서 중대한 기로에 서게 되는 상황)' 그런 사고방식은 아닐 것이다. 다시 말해 사전에 예방을 하는 '상의(上醫)?'로서의 사고방식이라고나 할까? 우리 모두는 '하의(下醫)?'에 의존해 살지 않아야 하고 병원도 없고 약(異物質)도 없는 그런

세상을 추구해 나가야 할 것이다.

그런데 여기서 최종당화산물의 발현을 차단할 수 있는 방법을 하나 소개할까 하는데 참고하면 건강상에 혜택이 있을 것임을 확신한다. 그것은 강황, 산초, 계피, 생강, 마늘, 후추, 월계수 등과 같은 향신료가 이 치명적인 독소를 막을 수 있는 것으로 알려진다.

⑵ 설탕

설탕은 암의 성장원이고, 비타민을 파괴하고, 칼슘의 도둑이기고 하다. 또 당뇨병을 유발시키는 원천이기도 하고 체내 효소를 고갈시키는 주범인 동시에 조기 노화와도 관련이 있다. 또 혈관성치매와도 관련이 있다. 따라서 설탕은 철저히 배제해야 할 식품계의 '악의 축'의 한 종류에 해당한다고 볼 수 있다.

⑶ 콜레스테롤

이 물질은 에너지원으로 사용되지 않기 때문에 대사 문제로 장기에 축적되면 질병이 유발될 수 있지만, 호르몬의 원료, 담즙의 원료, 세포막의 주요 성분이기에 매우 중요하다. 그런데 우리는 체내에서도 이 물질을 생산하고 또 체외로부터도 이 물질의 함량이 높은 음식을 과다하게 섭취하게 되면 혈중 이 물질은 많아지게 된다. 일반적으로 총콜레스테롤 수치가 200mg/dl 미만인 상태가 바람직하다고 볼 수 있다.

⑷ 나쁜 콜레스테롤

이 물질이 동맥에 축적될 경우 심장질환을 야기할 수 있기 때문에 경각심을 가지고 수치가 130mg/dl 미만이 되도록 노력할 필요가 있다.

⑸ 중성지방

혈당지수가 높은 탄수화물을 많이 섭취할 경우 중성지방이 상승하게 되는데, 특히 당뇨병 환자인 경우 중성지방의 수치가 흔히 높게 나타난다는 것이다. 또 알코올 섭취도 중성지방의 수치를 상승시킨다. 따라서 적신호가 켜지는 상한선인 150mg/dl 이상이 되지 않도록 평소 수치 점검을 할 필요가 있다.

⑥ 포화지방

포화지방이 많이 함유된 식품에는 육류의 기름진 부위, 버터, 치즈, 팜유, 생크림, 코코넛유 등이 있다. 따라서 거의 모든 동물성 고기를 피하는 것이 이롭고 혹시 고기를 먹더라도 비계를 배제함과 동시에 국으로 섭취할 경우 위에 떠 있는 지방층을 버리고 먹는 것이 좋다. 포화지방은 유방암, 대장암, 전립선암 등과 관련이 있는 것으로 보고되고 있으므로 한층 경각심을 가질 필요가 있다.

그런데 우리가 일반적으로 포화지방이 가장 적을 것이라고 알고 있는 쇠고기는 실제로 돼지고기, 닭고기, 오리고기에 비해 제일 많다. 이 포화지방은 혈중 콜레스테롤을 높이고 암, 비만의 원인이 되기 때문에 삼가는 것이 좋다. 단백질의 함량을 비교해보면 쇠고기는 오징어의 1/3, 콩의 1/2도 안 된다. 또한 붉은 색도 문제. 붉은 고기와 가금류에는 비교적 많은 양의 메싸이오닌이 들어 있다는 사실을 상기할 필요가 있다. 이 아미노산은 체내에서 호모시스테인이란 독성 물질로 전환될 수 있는데, 이 때문에 육류를 많이 섭취하지 말아야 한다는 것이다. 호모시스테인의 수치가 높은 사람은 붉은 고기, 칠면조, 닭과 같은 메싸이오닌이 많이 들어 있는 음식을 적게 먹고 생선, 채소, 과일을 많이 섭취해야 한다.

그런데 우리가 일반적인 습관으로 쇠고기에 포함된 단백질을 섭취하겠다고 쇠고기를 선택하지만 쇠고기의 단백질을 과잉 섭취할 경우 지방도 과잉 섭취하게 된다는 것을 상기할 필요가 있다. 그러므로 문제가 있는 쇠고기를 먹는 대신 식감이 틀리긴 하나 대두, 특히 검은콩을 선택하면 좋을 것이다.

돼지고기는 기름기를 뺀 살코기나 수육 형태로 먹어야 한다. 돼지고기에는 특히 티아민(thiamin, 비타민 B_1)이 쇠고기의 약 10배 정도 들어 있다.

닭고기를 선택할 때는 유기농 닭을 선택하는 지혜가 필요하다. 유기농 닭이란 유기농으로 재배한 사료를 먹이고, 성장 촉진제나 항생제 없이 키운 닭을 말한다.

하지만 우리가 시중에서 구입하게 되는 닭은 대체로 '닭 공장'에서 키운 닭이다. 어마어마한 수의 닭을 대규모의 우리 안에 움직일 수도 없을 정도로 빽빽하게 가둬놓은 채 성장 촉진제나 항생제 등을 주입한다. 건강에 좋을 리가 없다. 그러므로 이런 닭들을 항상 조심해야 한다. 따라서 닭을 구입할 때는 믿을 수 있는 생산자에게서 항생제 등을 사용하지 않고 사육한 것을 구입하는 것이 바람직하다. 물론 쇠고기나 돼지고기도 믿을 수 있는 생산자에게서 구입하는 것이 현명하다.

오리고기에 함유된 불포화 지방산은 쇠고기 56.7%, 돼지고기 58.7%, 닭고기 63%보다 다소 높아 65.1% 정도나 된다. 하지만 오리고기에는 쇠고기 41.2%, 돼지고기 40.4%, 닭고기 35.6%보다는 낮지만 34.3%나 되는 포화지방이 들어 있다는 점을 결코 간과해서는 안 된다.

우리가 일반적으로 '동물성 지방은 포화 지방이고 몸에 나쁜 지방이다'라고 생각하지만 동물성 식품에도 불포화지방이 포함되어 있다는 점이다. 즉, 쇠고기에도 돼지고기에도 불포화지방이 들어 있는 것이다. 포함된 비율만 다를 뿐 이들 두 지방은 항상 공존한다는 사실이다. 일반적으로 육류는 포화지방이 많으니 피해야 한다고 하지만 육류에 포함된 불포화지방은 무시하고 있는 것이다. 마치 동전의 양면을 생각하지 않고 한 쪽만 본 결과라고나 할까. 포화지방의 해악 때문에 불포화지방의 이점이 그늘에 가려진 꼴이 된 것이다. 다음의 표를 비교해보자.

	쇠고기	돼지고기	닭고기	오리고기
포화지방산	41.2	40.4	35.6	34.3
단일 불포화지방산	53.5	49.1	48.6	47.1
다가 불포화지방산	3.2	9.5	14.3	18.0
불포화지방산	56.7	58.7	63.0	65.1
단일 불포화지방산, 포화지방산	0.08	0.23	0.40	0.53

　도표에서 확인한 바와 같이 포화지방이 가장 많은 것이 쇠고기다. 우리는 일반적으로 돼지고기보다 쇠고기가 포화지방이 적다고 생각하지만 상기한 육류 중 쇠고기에 포화지방이 가장 많다는 사실을 확인할 수 있다. 사실상 큰 차이는 없지만 그래도 불포화지방이 많은 것을 먹겠다면 오리고기가 나은 편이다. 하지만 오리고기라도 과식해서는 안 된다. 거기에도 역시 포화지방이 들어 있다는 점이다. 포화지방이 몸에 나쁜 이유는 몸에 나쁜 LDL 콜레스테롤을 증가시켜 심혈관 질환을 일으키기 때문이다. 그러므로 우리는 항상 이 포화지방의 해악을 간과하지 말아야 한다.

　하지만 아이러니하게도 돼지고기를 섭취하고도 건강한 생활을 하는 신비에 쌓인 장수촌이 있으니 그곳이 바로 세계 장수촌 중 하나인 일본의 오키나와 현이다. 그렇다면 오키나와 현의 주민들이 돼지고기를 먹고도 장수하는 이유는 과연 뭘까? 그것은 바로 돼지고기의 지방을 완전히 제거하는 방법이었다고 한다. 데쳐서 지방을 제거하고 살코기만 섭취하는 것이다. 그러니까 단백질만 섭취하게 되는 것이다. 하지만 여기에 그치지 않고 돼지고기와 함께 양질의 미네랄이 다량 함유된 해조류, 채소류, 과일류 등을 골고루 섭취한다는 것이다.

사실 육류는 고지방단백질이기 때문에 항상 건강을 위협하기 마련이다. 오키나와 현의 주민들은 그들이 섭취하는 돼지고기가 무지방단백질인 것이다. 평소 우리가 섭취하는 고지방단백질인 육류는 장내에서 유해균의 먹이가 되어 우리의 건강을 위협하기 일쑤다. 유해균은 지방과 단백질을 먹이로 하여 기생하기 때문에 유해 가스를 대량으로 방출하게 되면서 그 가스는 우리 인체의 혈관을 따라 여기 저기 병을 유발시키는 요인이 되는 것이다. 육류의 최대 단점은 섬유질이 없다는 것인데, 그로 인해 육류를 섭취한 후에는 장내에 게실(憩室)을 만들 확률이 높다. 그 게실에서 발생한 독소가 폴립(polyp)이나 암을 유발할 수 있다는 데 그 심각성이 있다. 그래서 일부 건강전문가들은 단연코 식단에서 육류를 배제할 것을 권장하고 있는 것이다.

(7) 트랜스지방

식물성 지방인 불포화 지방산에도 동물성 지방인 포화 지방산 못지않게 건강을 해치는 지방산이 있는데, 그게 바로 트랜스지방이다. 이것은 불포화 지방산인 식물성 기름이 상하는 것을 방지하기 위해 수소를 첨가하는 과정에서 발생하는 지방산으로 자연 상태에서는 거의 존재하지 않는다. 가공식품의 유통 기한을 연장하기 위해 트랜스지방을 사용하게 되는 것이다. 이 지방이 함유된 과자, 햄버거, 팝콘, 빵, 치킨, 튀김, 비스킷, 피자, 스낵, 마요네즈 등을 과다하게 섭취할 경우, 동맥 경화, 뇌졸중, 각종 암, 심장병, 당뇨병, 이상지질혈증 등을 유발할 수도 있으므로 경계하지 않으면 안 된다. '달콤한 악마'의 유혹에 빠지지 않도록 과감하게 식생활 혁명을 일으켜야 한다. 몸에 가장 나쁜 지방이기 때문이다. 트랜스지방은 식물성 기름을 고체화하려고 수소를 첨가하는 과정에서 생긴 것으로 LDL, 중성지방, 총 콜레스테롤을 상승시키고 HDL을 감소시켜 각종 생활습관병을 유발할 위험성이 많으므로 각별한 주의가 요망된다. 이 지방은 자연 상태에서는 존재하지 않는데, 옥수수기름으로 제조되는 마가린에는 최고 25%까지의 트랜스 지방산이 포함돼 있다. 이것은 오메가-3 지방산이 DHA나 EPA로 전환되는 것을 막으며, 오메가-6 지방산이 감마리놀렌산이나 아라키돈산으로 전환되는 것을 막는다. 그러므로 오메가-3 지방산이나 오메가-6 지방산이 무용지물이 돼 각종 질환에 걸리는 결과가 나타난다.

트랜스지방산은 면역 세포의 분별력을 저하시키기도 하는데, 분별력이 떨어진 면역 세포는 자신의 피부를 적군으로 간주하여 스스로 공격하기 때문에 피부가 짓물러지는 아토피 피부병이 나타난다. 바삭바삭하고 부드러워서 튀김 맛의 늪에 빠져 헤어나지 못하지만, 그 속에는 세포를 파괴시키는 독소가 가득하다는 사실을 간과해서는 안 된다. 하지만 이 마술의 늪에 빠지는 것도 한두 번 정도는 허용될 수 있을 것이다. 가령 추석, 설과 같은 명절에는 어쩔 수 없이 튀김류가 만들어지기 마련인데, 이때에는 액상 식용유를 사용하되 엑스트라 버진 올리브유로 튀김을 하면 안 된다. 이 기름으로 튀김을 하면 옥수수기름보다 더 빨리 트랜스지방으로 변질되기 때문이다. 오메가-6 지방이 많이 함유된 콩기름의 발연점은 200℃인데 비해 오메가-3 지방이 많이 들어 있는 엑스트라 버진 올리브유의 발연점은 160℃이다. 즉, 이 올리브유가 더 낮은 온도에서 끓고 더 빨리 산화하게 된다. 따라서 이 올리브유를 튀김용으로 선택하는 것은 아주 좋지 못한 방법이다. 하지만 엑스트라 버진 올리브유가 아닌 정제 올리브유를 사용하면 발연점이 섭씨 240도나 되므로 산패되는 온도가 높아 여러 번 사용할 수 있어 경제적이라고 할 수 있다.

우리가 평소 안심할 수 있다고 생각하는 식물성 지방산인 불포화 지방산에도 건강을 해치는 지방산이 있다. 바로 이것이 트랜스지방이란 사실을 상기해야 한다. 특히 이 지방산은 식용유를 고온에서 장기간 가열할 때 많이 발생한다. 명심해야 할 점은 우리 인체가 이 악당을 처리할 능력이 없다는 점이다. 그러므로 동맥에 이 기름이 쌓이게 되는 것이다. 그 결과는 불을 보듯 뻔하다.

트랜스지방산인 마가린(최고 25%의 트랜스 지방산이 함유되어 있다고 한다.)이나 쇼트닝은 빵, 과자류는 물론 샐러드드레싱에도 사용되고 있다.

트랜스지방산은 LDL을 늘리고 HDL을 저하시킬 뿐 아니라, 최근에는 뇌의 혈관에도 나쁜 영향을 미쳐 알츠하이머나 파킨슨병 등을 유발한다는 보고도 나와 있으므로 절대 가까이 하지 말아야 한다.

물론 오래전부터 잘 알려진 사실이지만 최근 마가린의 유해성이 대서특필되면서 버터를 사용하는 경향이 있지만 버터는 마가린만큼 유해하지는 않지만 이것 역시 트랜스지방산을 함유하고 있으므로 사용하지 않는 것이 바람직하다. 이렇게 따지면 실제 건강을 위해 먹을 수 있는 게 과연 얼마나 될까? 하지만 질병을 예방하려면 이렇게 따지지 않을 수 없는 것이 오늘날의 현실이다.

이와 같이 인체에 유해한 트랜스지방산의 피해를 막으려면 평소 비타민 E, 녹황색 채소, 깨, 아몬드, 땅콩, 콩류를 섭취하면 좋을 것이다.

트랜스지방산의 해악을 요약하면 다음과 같다. 첫째, 콜레스테롤 수치를 상승시키고, HDL의 수치를 낮춘다. 둘째, 중성지방 수치를 높인다. 셋째, 체내의 해독 체계를 방해한다. 넷째, 심장병의 위험 요인을 증가시킨다. 다섯째, 남성 호르몬인 테스토스테론의 수치를 강하한다. 여섯째, 대사증후군과 제2형 당뇨병의 주요 원인인 인슐린 내성을 높인다.

그런데 이 트랜스지방과 관련해 밝혀진 연구 결과가 있어 우리의 이목이 집중되고 있다. 즉, 미국 하버드의대에서는 트랜스지방을 2% 더 섭취하면 당뇨병이 39%나 더 증가했다는 역학조사 결과를 내놓은가 하면 영국 의학회지 랜싯에서는 트랜스지방을 2% 더 섭취하면 심장병 발생 위험이 28%나 증가했다는 조사도 있다.

우리가 상기한 역학조사로 볼 때 이 위험천만한 식품들을 선호하는 부류의 사람들이 줄지 않고 계속 늘어난다라는 점인데, 여기서 강조하고자 하는 점은 이러한 식품들의 제조 원료가 바로 마가린이나 쇼트닝이라는 것이다. 건강한 기름도 고온으로 가열하면 유해한 물질이 발생하는데 하물며 마가린과 쇼트닝의 인체에 대한 해악은 이루 말할 수 없을 것이다. 세계보건기구(WHO)에서는 트랜스지방의 1일 권장 섭취량을 2g 이하로 정해 놓고 있다. 하지만 우리의 현실은 그와는 크게 다르다. 너무 많이 섭취한다는 것이다. 어릴 때부터 또 청소년 시기부터 이러한 '악의 늪'에 빠져 버리기 일쑤다. 오늘날의 한국은 그야 말로 서구식의 패스트푸드는 말할 것도 없고 맛에만 의존해 개발한 다양한 제품들이 판을 치고 있는 실정이다. 맛의 마술에 걸려버린 아이들이 딴 음식은 아예 손도 대지 않으려고 하는 현실이 돼 버린 것이다. 우리 부모들은 우리의 건강은 물론 미래의 자녀들의 건강을 위해 그렇게 쏟아져 나오는 트랜스지방 제품이지만 자연에 가까운 그리고 순수 전통적인 한국 음식을 아이들이나 청소년들이 선호할 수 있도록 선도해야 할 것이다.

※ 트랜스지방 '0' 표기 방식의 함정에 속지 말자

세계보건기구(WHO)는 하루 섭취하는 총 칼로리의 1% 한도 내에서 트랜스지방을 섭취하라고 권장한다. 성인의 하루 섭취 열량을 2,000kcal로 산정할 경우 2g이 되는 셈이다. 어린이는 1.8g 이하. 현재 트랜스지방의 표기 방식을 보면 0.2g 미만은 '0'g으로 표기한다는 점이다. 과자류의 1회 섭취 권장량은 30g으로 그 속에 트랜스지방이 0.2g 미만일 때 '0'으로 표시할 수 있다는 점이다. 권장량이 30g이지만 과자 한 봉지는 대체로 70~100g 정도 된다. 이 정도의 양이라면 권장량의 2~3배에 해당한다. 0.2g의 2배는 0.4g, 3배는 0.6g인 셈이 된다. 여기다 100g당 트랜스지방이 4.7g이 들어간 도넛 1개(100g 기준)를 추가로 먹으면 권장량을 훌쩍 초과하여 상당량의 트랜스지방을 섭취하게 된다. 문제는 우리가 일반적으로 이러한 트랜스지방 함유 식품을 과량으로, 즉 1일 권장량 이상으로 섭취하는 데 있다. 또한 포화지방까지 함유돼 있으면 더 심각한 상태가 된다. 트랜스지방이 2% 늘면 심장 질환의 위험이 28% 늘어난다. 트랜스지방은 또한 비만 중에서도 가장 악성 미만인 복부 비만을 유발한다. 하지만 트랜스지방으로 만든 달콤한 도넛, 고소한 스낵, 바삭한 팝콘 등 달콤하고 고소한 이 악마의 유혹을 뿌리치기가 쉽지 않다는 점이다. 더 큰 문제는 체내에 들어온 이 악성 지방을 배출할 수 있는 방법이 없다는 점이다. 한 번 체내에 들어가면 약 50일 동안은 배출되지 않기 때문에 문제가 되지만 50일이 아니라 어제, 그리고 오늘 또 내일 이런 식으로 계속 먹게 될 경우 우리의 몸은 점점 질병에 노출되는 것이다. 고소한 맛과 바삭한 느낌을 내는 쇼트닝과 마가린은 스낵, 빵, 튀김, 도넛 등에 광범위하게 활용되고 있는 실정이다. 100g당 트랜스지방의 함량은 닭튀김이 0.9g, 감자튀김이 2.9g, 도넛이 4.7g, 피자가 0.4g, 햄버거가 0.4g, 케이크가 2.5g이다. 그러므로 튀긴 음식을 피하고, 빵도 귀리빵, 호밀빵, 통밀빵 등으로 바꾸고 라면도 생면을 먹든지 아니면 뜨거운 물에 한 번 끓여 기름을 뺀 상태로 먹는 노력을 인위적으로 실천하면 한층 도움이 될 것이다. 그러면 당분과 트랜스지방으로 채워진 음식의 열량을 아래의 표에서 비교해보자.

제공 : 하루 1200칼로리 다이어트

종류	중량	칼로리
소보로빵	1개(80g)	300kcal
마늘바게트	두 조각(80g)	234kcal
와플	1개(90g)	231kcal
카스텔라	한 조각(100g)	323kcal
롤케이크	한 조각(85g)	310kcal
크로아상	1개(80g)	344kcal
토스트	한 장(100g)	290kcal
크림빵	1개(80g)	219kcal
감자튀김	1인분(140g)	447kcal
닭튀김	한 조각	245kcal
맛탕	1인분(140g)	191kcal
양념통닭	한 조각	345kcal
탕수육	1인분	335kcal
핫도그	1인분	242kcal
햄버거	1인분	343kcal
라면	1인분	446kcal

(8) 나트륨

소금의 40%를 나트륨으로 환산한다. 세계보건기구(WHO)는 1일 소금 섭취 권장량으로 5g을 정해놓고 있는데, 결국 나트륨으로 환산하면 2,000mg이 된다. 하지만 우리 한국인들은 1일 기준으로 약 15~20g의 소금을 섭취한다는 통계가 있다. 나트륨의 과다 섭취가 생활습관병의 시발 점이란 말이 있다. 다시 말해 과량의 나트륨이 혈액으로 유입되면 높아진 혈액의 염도로 인해 삼투압 현상이 생겨 혈액 내로 과량의 수분이 들어오게 되는데 이때 혈관은 팽창한다. 혈관이 팽창하면 당연히 혈관벽이 압박을 받게 되고 동맥의 벽은 점점 더 경직되어 동맥경화란 현상이 나타나게 된다. 또 나트륨은 혈관 내피세포를 자극해 혈관을 수축시키게 되고 내부의 압력은 급상승한다. 이런 고혈압 상태가 되면 혈관 덩어리로 된 신장도 손상된다. 나트륨은 또 위 점막도 손상시킨다. 우리는 나트륨의 이런 해악도 모른 채 그저 음식의 '짭짤한 맛'에 취해 살아가고 있는 현실이다.

※ 나트륨 과다 섭취가 인체에 미치는 영향

나트륨 과다 섭취 →	혈관 →	혈액 →	혈관 부피 팽창 →	고혈압 →	뇌경색 심근경색 신부전증
		혈관내피세포 →	혈관 수축 →		
	위장 →	위 점막 자극 → 위암 위험 증가			
		뇌의 중독 중추 → 짠맛 중독			
	골격 →	소변으로 칼슘 유출 → 골다공증			

9. 스트레스와 혈관 오염

현대 사회에서 스트레스를 받지 않고 살아간다는 것은 거의 불가능한 사실이다. 하지만 힘차게 살기 위한 상쾌한 스트레스, 즉 유스트레스(eustress)는 각 개인이 받는 좋은 스트레스로서 우리의 심리 작용을 활발하게 해준다. 한편 불쾌한 스트레스(distress)는 불안, 공포, 불면증, 두통, 궤양, 만성위염, 고혈압 허혈성심질환, 당뇨, 기관지천식, 원형 탈모 등 그야말로 온갖 질병의 온상이 되고 있다.

우리가 스트레스를 받게 되면 스트레스 호르몬인 에피네프린이 빠르게 증가해 혈관이 수축하게 되고 혈류에 저항이 생기게 된다. 그 결과 혈관 내피세포가 상처를 받아 혈소판과 콜레스테롤이 축적되면서 동맥경화가 나타난다. 혈관 벽이 두꺼워져 혈액 순환에 장애가 발생하면 세포가 산소와 영양분을 충분히 공급받지 못하게 된다. 마침내 세포는 질식사, 아사 단계에 이르러 혐기성 세포인 암세포로 되는 것이다.

(1) 스트레스는 마음의 병뿐 아니라 생활습관병도 유발한다

심리적인 스트레스를 과도하게 받는 사람은 뇌가 끊임없이 임전태세에 들어가 뇌의 유일한 에너지원인 포도당을 높은 수준으로 유지하는 것이 되고 단 음식을 계속 먹고 있는 것과 같은 상태로 당뇨병을 유발하는 경우도 있다. 이때에는 적군(바이러스, 세균 등)을 퇴치하는 백혈구의 활동이 저하하게 되어 우리 인체는 아군(백혈구)이 없는 상태가 되어 질병에 쉽게 노출될 수 있다. 또한 스트레스 호르몬의 과도한 분비는 혈관을 수축시켜 심장의 고동을 촉진시키므로 필요 이상으로 혈압이 높아지면서 혈당을 에너지원으로 하기 때문에 혈액 중의 지방은 별로 사용되지 못하고 순환하면서 이상지질혈증을 유발하기도 한다.

(2) 스트레스로 인한 만성 질환 발생

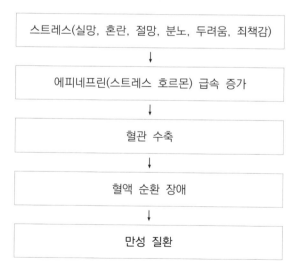

(3) 스트레스는 염증을 유발한다

최근의 연구에서 스트레스가 염증을 유발하는 것으로 나타났다. 즉, 스트레스에 장기간 노출될 경우 염증 물질 인터류킨-6(interleukin-6) 수치가 크게 증가한 것으로 나타났다. 이 물질이 크게 증가하면 심혈관 질환, 관절염, 제2형 당뇨병, 특정 종류의 암, 노화 등 수많은 질병이 나타난다. 따라서 스트레스를 줄이려는 노력은 체내의 염증을 줄이기 위한 중요한 조치라 할 수 있다. 음식으로 염증을 높이고 줄이는 방법을 찾아보면 첫째, 염증을 높이는 음식으로는 붉은 고기, 설탕, 커피, 알코올, 당 부하가 높은 음식 등이 있고, 염증을 줄이는 음식으로는 강황, 로즈메리, 생강, 고추, 녹차, 녹색 채소 정제하지 않은 곡물과 같은 당 부하가 낮은 탄수화물 등이 있다.

(4) 숲이 선물하는 '그린 샤워' 효과

ⓐ 심리적 효과

긴장 완화, 만성 피로 해소, 긍정성 증가, 충동적 식욕 감소, 운동 의지 향상, 우울감 감소 등

ⓑ 신체적 효과

고혈압 예방, 스트레스 호르몬 코르티솔 감소, 혈당 강하, 체지방 감소, 신체 통증 감소, 항암 효과 등

(5) 타우린의 항스트레스 효과

타우린(taurine)은 동물성 단백질에 많으며 식물성 단백질에는 없는 물질로서 시스테인과 메싸이오닌으로부터 합성되는 아미노설폰산이다.

말하자면 어패류에 많이 함유된 아미노산의 일종이다.

이 아미노산은 교감신경의 활동을 조절하여 고혈압을 완화하는 효과를 발휘해준다. 즉, 타우린을 복용하면 스트레스 자극에 반응하는 호르몬인 아드레날린의 분비가 현저하게 감소하여 혈압을 강하하는 효과를 나타낸

다.

또한 타우린은 엔도르핀의 생성을 증가시켜 혈관의 이완을 촉진시키고 혈압을 낮춰준다.

타우린에도 아킬레스건은 있다. 타우린이 풍부한 식품은 퓨린(purine)도 많이 함유하고 있으므로 통풍의 우려가 있는 사람은 과식을 삼가야 할 것이다. 타우린이 많이 함유된 식품으로는 떡조개, 소라, 가리비, 문어, 화살꼴뚜기, 바다참게, 참치살의 검붉은 부분, 고등어살의 검붉은 부분 등이 있다.

과거에 오징어, 문어 등은 고콜레스테롤 식품으로 분류되어 기피하기도 했지만, 최근에 새로운 계측법으로 검사해본 결과 오히려 풍부하게 함유된 타우린이 심장, 간장 기능을 높여 생활습관병을 개선해주는 사실이 밝혀져 새로운 관심거리로 부상하고 있다.

해조류인 김에도 타우린이 함유돼 있다. 김에는 글루타민산, 알라닌, 타우린과 같은 맛있는 아미노산 성분이 포함돼 있다. 타우린은 혈압을 정상으로 조절하여 혈관 장애를 막거나 간 기능을 높여 유익한 콜레스테롤인 HDL을 늘리는 영양소로 밝혀져 최근에 주목을 받고 있는 성분이기도 하다.

⑥ 스트레스가 면역력을 떨어뜨린다

스트레스가 장기간 지속되면 혈관이 수축하여 체내의 세포로 이동하는 산소와 영양소의 공급이 부족해지고 대사가 떨어지며, 체온도 떨어져 몸이 차진다.

세계적인 면역학자이자 니가타대학 의학부 교수인 아보 도오루의 연구 결과에 따르면, 스트레스가 가해져 교감신경이 긴장하고 아드레날린이 분비되면 과립구가 증가하고 림프구가 감소하여 면역력이 떨어진다는 것이다.

스트레스는 우리가 일반적으로 생각하는 것 이상으로 무서운 질병이다.

스트레스로 인해 림프구가 감소하면 바이러스나 알레르기, 암에 대한 면역력이 떨어져 각종 질병을 유발하는 원인이 되기 때문이다.

⑺ 스트레스를 효율적으로 극복하는 방법

ⓐ 항상 긍정적 사고방식을 갖는다.

스트레스로 갈피를 잡지 못할 때는 그날 있었던 일 중 아무리 사소한 일이라도 좋은 일을 떠올리면 스트레스로 인한 부정적 사고를 떨칠 수 있다.

ⓑ 심호흡을 하면 스트레스가 다소 완화된다.

스트레스를 받을 때 몇 분간이라도 심호흡을 하면 스트레스에서 잠시 벗어날 수 있다.

ⓒ 현재 가진 것에 대해 감사하게 생각하면 스트레스가 다소 완화된다.

ⓓ 뭐가 잘못됐고 뭐가 제대로 되지 않는지를 구체적으로 재구성한다.

ⓔ 카페인이 함유된 음료는 아드레날린의 분비를 촉진하므로 합리적인 생각을 하지 못하게 한다. 따라서 가능한 한 섭취하지 않는 게 상책이다.

⑻ '마음 근육'을 키우면 스트레스를 해소할 수 있다

스트레스를 받으면 교감신경이 자극받기 때문에 심장 박동이 빨라지고 땀이 나며 호흡이 가빠지고 동공이 확대된다. 근육이 긴장돼 두통이 생기고 잠들기가 힘들어진다.

이럴 때는 가장 빨리 힘을 얻을 수 있는 장면을 상상해보는 것이다. 또한 고정관념에서 벗어나 산책이나 등산을 하는 등 바깥 공기를 쐬면 마음이 한층 가벼워진다. 그 외에 식생활 문제에 있어서는 설탕이나 트랜스지방 등이 많이 함유된 음식을 피하고 견과류, 오메가-3-지방산이 함유된 고등어, 꽁치, 참치, 연어 등을 섭취하면 뇌운동이 활발해지면서 마음을 제어하기가 수월해진다. 또 실수는 최대한 빨리 잊고, 복식 호흡을 하며 정신을 집중하는 방법을 강구한다.

※ '마음 근육' 훈련 방법

ⓐ 힘을 얻을 수 있는 장면 떠올리기

ⓑ 실수는 최대한 빨리 잊기

ⓒ 복식 호흡을 하며 정신 집중하기

ⓓ 견과류와 등푸른 생선 자주 먹기

(9) 스트레스를 원활하게 해소하는 방법

ⓐ 목욕을 하거나 샤워로 심신을 재충전한다.

ⓑ 가족과 화목한 시간을 갖는다.

ⓒ 잠을 충분히 잔다.

ⓓ 낚시 등 취미를 갖는다.

ⓔ 운동을 한다.

ⓕ 숲을 찾아 자연에서 지낸다.

ⓖ 휴가를 가진다.

ⓗ 대수롭지 않은 일은 신경 쓰지 않는다.

7장
혈관성치매(vascular dementia)

치매(dementia)는 라틴어에서 유래된 말로서 '정신이 없어진(out of mind)' 상태를 의미하며 지적 능력을 상실한 상태를 말한다. 일반적으로 알츠하이머 치매가 약 60%를 차지하고, 혈관성 치매가 30% 정도이고 나머지는 혼합형인 것으로 알려져 있다. 치매는 정상적이던 사람이 각종 원인에 의해 뇌의 기능이 손상되면서 이전보다 인지 기능이 저하되어 일상생활에 상당한 장애가 나타난 상태를 말한다.

알츠하이머치매는 각종 원인에 의해 형성된 베타-아밀로이드(beta-amyloid)라는 독성 물질이 뇌에 쌓여 뇌세포에 염증이 생기고 노화되는 질환이다. 즉, 뇌세포가 사멸하면서 기억력, 언어 기능 장애, 판단력 상실 등으로 인성이 변화되어 자력으로 돌볼 수 있는 능력이 상실되는 질환으로 원인도 모르게 뇌세포들이 하나, 둘씩 죽어가게 된다. 즉, 알츠하이머치매는 퇴행성 뇌 질환으로 전체 치매 비율 중 약 60%를 차지한다는 것이다.

이에 비해 혈관성치매는 고혈압, 당뇨병, 이상지질혈증, 심장병, 비만 등이 원인이 되어 뇌혈관 질환이 발생하면서 뇌손상이 누적되어 나타나는 치매를 말하는데 전체 중 약 30%를 차지한다고 한다. 이에 따라 필자는 식습관과 생활습관의 결과로 발생하는 이 혈관성치매에 관해 고찰해 보고자 한다. 결국 좋지 못한 식습관과 생활습관 때문에 뇌의 혈행(血行)에 문제가 발생되어 그로 인해 뇌혈관질환이 발생하면서 뇌 조직이 손상되는데 뇌혈관질환으로는 주로 뇌출혈과 뇌경색이 나타나지만 뇌출혈보다는 뇌경색의 빈도가 많아져 혈관성치매로 이어지게 된다는 것이다. 사실 혈관성치매는 그 원인을 혈독(血毒)으로 보면서 그 혈독이 얼마나 인체의 혈관에 지대한 영향을 미치는가를 여실히 드러내고 있는지를 알 수 있다. 지목되는 혈독으로는 설탕, 콜레스테롤, 나쁜 콜레스테롤, 중성지방, 포화지방, 트랜스지방과 같은 것들이다. 따라서 식생활에서 이러한 혈독을 배제하는 것이 최우선 과제가 되었다.

따라서 강황(쿠르쿠민, curcumin), 견과류, 등푸른 생선, 녹황색 채소, 올리브유와 같은 항염증 작용 및 항산화 작용을 하는 식품을 자주 섭취하여 뇌세포를 보호할 필요가 있다. 특히 쿠르쿠민에는 정말 무서운 독소인 베타-아밀로이드(알츠하이머치매의 원인 물질)를 제거하고 항염증 및 항산화 작용이 탁월하다는 연구 결과가 있다. 또 최근에는 유산소운동을 매일 규칙적으로 하여 HDL 콜레스테롤을 높이면 치매를 예방할 수 있다는 연구 결과가 밝혀지기도 했다.

1. 치매의 위험 인자

(1) 나이

연령이 높을수록 치매의 위험성이 커진다. 그 이유는 고혈압, 당뇨, 스트레스, 알코올, 각종 공해, 환경 요염 등이 뇌신경 세포의 파괴를 촉진하기 때문이다. 여기서 특히 위험한 인자는 고혈압으로 알려지고 있는데, 고혈압이 장기간 지속될 경우 혈관벽의 근육층이 두꺼워져 결국 혈관이 좁아진다는 것이다. 큰 혈관이 막히거나 터지면 반신불수나 언어장애 등이 나타나게 되지만 미세혈관이 손상되어 차츰 누적되면 결국 치매로 이어진다는 점에 경각심을 가질 필요가 있다.

(2) 두뇌 손상

권투 선수의 경우 머리에 심한 손상을 입으면 신경독 작용을 가진 아밀로이드 신경 덩어리가 생길 수 있기 때문에 치매를 유발할 수 있다는 것이다.

(3) 준당뇨병에 진입하는 자

최근 미국의 한 연구에서는 다음과 같은 연구 결과를 내놓아 주목을 받고 있다. 평소 우리는 공복 혈당 수치로 보아 126mg/dl 이상을 당뇨병으로 진단하고 있지만 105~115mg/dl 정도로 공복 혈당이 크게 높지 않아도 치매의 발병 위험이 10~18%나 된다는 것이다. 당뇨도 혈관병이므로 이런 경우 혈관성치매로 발병할 가능성이 있다고 볼 수도 있는 경우가 되겠다.

(4) 좋지 못한 식습관과 생활습관(2장 식생활과 생활습관이 당신의 운명을 좌우한다 항목을 참조한다.)

(5) Apo-E4 유전자 보유자

Apo-E군 중 하나인 Apo-E4는, 여러 원인으로 형성된 독성 단백질인 베타아밀로이드를 체외로 배출시키지 못하고 뇌 속에 축적이 되게 만들어 결국 뇌 속의 신경세포에 손상을 입혀 치매를 유발시키는 유전자를 말한다.

※ 건망증과 치매의 차이

건망증	치매
문제 전체에 대해서는 기억을 하지만 문제의 사소한 부분을 기억하지 못함	문제 자체를 잊거나 문제의 전체 상황을 잊음
귀띔을 해주면 기억할 수 있음	귀띔을 해도 기억하지 못함
메모를 하는 등 기억력에 대한 감소 문제를 보완해야 함	기억력이 떨어진 것을 모름

2. 치매가 진행되는 과정

```
┌─────────────────────────────────────────┐
│              정상적 노화                   │
│  (나이가 들어갈수록 인지력은 자연적으로 감소)  │
└─────────────────────────────────────────┘
                    ↓
┌─────────────────────────────────────────┐
│            주관적 인지 감퇴                 │
│  (본인은 인지 감퇴를 느끼지만 검사 결과는 정상) │
└─────────────────────────────────────────┘
                    ↓
┌─────────────────────────────────────────┐
│             경도 인지 장애                  │
│   (일상생활에는 지장이 없지만 본인과 가족이    │
│         인지력 감퇴를 알고 걱정함)           │
└─────────────────────────────────────────┘
                    ↓
┌─────────────────────────────────────────┐
│                치매                       │
│  (인지력 감소가 심각하고 일상생활에도 지장이 있음) │
└─────────────────────────────────────────┘
```

3. 치매 예방 식품

(1) 비타민 B₁₂

된장, 청국장 등에서 보충한다.

(2) 홍삼

혈행(血行) 개선에 탁월한 효능이 있는 것으로 알려져 있다.

(3) 타우린

어패류의 타우린 성분이 알츠하이머 치매에 효과가 있다는 연구 결과가 있다. 오징어, 낙지, 문어, 조개류에 많이 들어 있는 타우린은 오징어 한 마리에 1,000~1,500mg이나 함유돼 있다. 그러나 알츠하이머의 예방과 치료를 위해 과량 섭취하면 부작용이 나타날 수 있으므로 음식을 통해 섭취하는 것이 바람직하다고 한다.

타우린은 원기 회복제의 주요 성분으로도 사용되는데, 사람의 경우 하루 1,000mg 정도 섭취해도 안전하다고 한다.

⑷ 강황[강황 속의 황금색 색소는 쿠르쿠민(curcumin)](강황에 관해서는 1장 3. 섭취 권장 식품 ⑵ 강황을 참조한다.)

항염증 작용 및 항산화 작용이 탁월하다. 따라서 평소 강황을 자주 먹는 습관을 들이는 것이 좋다.[1일 섭취 권장량 5~10g으로 매식후 1티스푼(2g) 정도.]

강황을 장기적으로 섭취하면 뇌염증도 줄이고 독성 단백질(베타아밀로이드)도 줄일 수 있다는 연구 결과는 이미 잘 알려져 있기 때문에 우리는 이 물질을 항상 장기적으로 가까이 할 필요가 있다. 즉, 뇌혈관의 염증이 감소되기 때문에 뇌의 혈류량이 증가하면서 뇌의 노화를 촉진하는 활성산소도 제거되는 것이다. 이것은 강황의 쿠르쿠민 성분이 염증을 유발하는 매개체를 차단하기 때문이라는 것으로 알려져 있다.

치매에 관한 세계보건기구(WHO)의 자료에 따르면 강황을 많이 먹는 인도인의 치매 발병률이 미국인의 1/4 수준인 것으로 나타났다고 한다. 이는 강황의 주성분인 쿠르쿠민(curcumin) 이라는 성분이 항아밀로이드 작용을 하기 때문이라고 한다.

⑸ 올리브유(1장 3. 섭취 권장 건강식품 항목을 참조.)

항염증 작용 및 항산화 작용을 한다.

⑹ 견과류

호두, 아마씨, 들깨 등과 같이 오메가-3가 많이 함유된 혈관에 좋은 영향을 미치는 견과류가 치매 예방에 도움이 된다. 오메가-3 지방산 중 DHA 성분은 뇌의 신경물질 기능을 향상시켜 인지기능이 감소하는 것을 지연시켜 준다.

⑺ 녹황색 채소

항염증 작용 및 항산화 작용을 한다. 과일이 아닌 야채를 많이 섭취하면 인지능력 감소를 지연시키는 효과가 크기 때문에 하루에 3회 정도 섭취하도록 한다. 이때 시중의 드레싱은 삼가야 하는데, 그것은 그 드레싱에 함유된 좋지 못한 식품첨가물 때문이다. 또 불량 기름도 첨가돼 있을 수도 있다. 야채는 드레싱 없이 섭취할 것을 권장하지만 맛이 좋지 않다고 느낀다면 손수 만든 드레싱으로, 즉 양파와 들깨가루를 적정한 비율로 믹스해서 만들면 좋을 것 같다.

(8) 등푸른 생선

연어, 정어리, 청어, 고등어, 참치 등 불포화지방산(오메가-3)이 혈관에 좋은 영향을 미친다.

(9) 솔잎가루

솔잎에 함유된 터펜(terpene) 성분은 콜레스테롤을 줄여 주고 말초 혈관을 확장하며 호르몬 분비를 늘리는 작용을 한다. 또 혈당을 강하하고 모세혈관을 튼튼하게 한다.

(10) 검은콩가루

검은콩에는 뇌신경 세포막의 구성 성분이 다량 들어 있으므로 이것을 가루로 만들어 한 번에 30g 정도로 하루 3회 섭취하면 좋은 효과가 있다고 알려진다. 시중에 서리태가루나 서목태가루가 나와 있으므로 이것을 활용하면 도움이 될 것 같다.

(11) 은행잎 추출물(ginkgo biloba extr)

표준 은행잎 추출물은 알츠하이머 치매를 포함해서 각종 치매에 상당한 효능이 있는 것으로 알려져 있다.

4. 근력운동을 하면 치매를 예방할 수 있다

근력운동을 하여 체온을 1도 상승시켜야 한다. 체온이 1도 상승하면 면역력은 5배로 높아진다고 한다. 근육을 움직이면 뇌의 기억 중추인 해마의 혈행(血行)이 좋아지며 기억력을 높이고 치매를 예방하는 데 도움을 준다고 알려져 있다. 물맛이 좋다고 알려진 5도의 냉장고 찬물을 폐기하고 따뜻한 물을 자주 마신다. 체온이 1도 낮아지면 대사는 12%나 떨어지고 면역력도 30%나 떨어진다고 한다.

실제로 근력운동이나 유산소운동은 모두 다 텔로미어의 길이를 길게 할 뿐만 아니라 Apo-E4 유전자의 발현도 감소시키고 베타아밀로이드를 청소하는 데 중요한 역할을 한다는 것이다. 운동이 어디 치매 예방뿐인가! 운동은 그야 말로 '혈관 청소부' 아닌가! 우리는 평소 필수적으로 운동을 해야 한다. 하루의 일과에 식사, 잠과 같이 꼭 이 운동이란 항목을 필수적으로 넣어야 한다. 그러니까 하루의 필수 4요소는 식사, 업무, 운동 그리고 잠이 될 수 있도록 설계해야 할 것이다.

5. 치매를 예방하기 위한 생활습관

평소에 손 글씨 쓰기, 뜨개질, 악기 연주, 종이접기 등의 손놀림 취미를 가지면 치매를 예방할 수 있다는 연구 결과가 있다. 그것은 양손을 사용하는 행동이 뇌 세포를 자극해서 활성화해주기 때문인 것이다. 사람의 양손은 몸통보다 훨씬 치밀하게 신경망이 분포돼 있기 때문에 손을 충분히 쓰면 뇌신경을 자극해서 그 기능을 높여주게 된다. 사람의 양손은 관절이 많아 세밀한 작업을 하는 손동작이 뇌와 신호를 주고받으며, 손에 모인 신경망이 뇌의 중추신경을 활성화하기 때문에 치매를 예방할 수 있다는 것이다. 또 평소 신문이나 독서와 같이 머리를 쓰는 취미 활동도 기억력 장애를 줄일 수 있다고 한다. 다시 말해 매일 어떤 형태로든 뇌신경을 계속 사용하여야 하며, 그것도 가능한 한 새롭고 자극적인 일을 계속하여야 한다. 이것이 치매를 예방하는 비결이다.

치매를 예방하기 위한 생활 습관을 요약하면 다음과 같다.

(1) 독서 등 지적인 행동 습관을 갖는다. 인간의 뇌는 쓸수록 좋아지므로 끊임없이 두뇌를 사용하면 충분히 치매를 예방할 수 있다.

(2) 되도록 많은 사람들과 만나면서 지낸다.

⑶ 유산소운동을 한다. 운동을 하면 치매와 관계가 있는 뇌의 부위인 전두엽과 해마에 혈류가 촉진된다. 뇌의 혈행이 좋아질수록 뇌의 움직임도 정체되지 않는 것이다. 운동을 할 때도 산보하듯이 슬슬 걷는 것은 효과가 없다. 빠르게 걷는 것은 유산소 상태를 쉽게 유발할 수 있다. 좌우간 다리의 기능을 퇴화시키지 않도록 해야 한다. 걷지 않으면 'Use it or lose it'란 말을 실감하는 날이 올 것이다. 다리의 퇴화가 뇌에 미치는 영향이 가장 크기 때문이다. 따라서 운동이 만능이라는 생각을 가지고 꾸준히 몸을 움직여야 한다. 다시 말해 운동이 혈관 건강의 '1등공신'이란 사실을 절대 망각해서는 안 될 일이다. 혈액은 흐르는 강물과 같다고 했다. 그 강물이 흐르지 않고 머물러 있으면 어떻게 되겠는가? 우리는 이런 사실을 항상 염두에 두고 운동이라는 것을 반드시 매일 실천해야 하는 필수적인 요소로 삼아야 한다. 걸을 때는 대퇴골과 등뼈를 잇는 근육인 장요근(腸腰筋)이 다리를 들어 올리는 가장 중요한 역할을 한다. 이 장요근은 우리의 몸 근육 중 가장 노화하기 쉬운 부위이므로 이 근육이 퇴화하여 보폭이 좁아지고 발을 질질 끌지 않도록 매일 열심히 걸어야 할 것이다. 우리가 일반적으로 기억력에 장애가 오면 치매를 의심할 수도 있겠지만, 기억력이 좋은 경우에도 치매를 유발하는 물질인 아밀로이드의 수치가 높으면 넘어질(落傷) 확률이 2배나 높다는 것이다. 따라서 이러한 상황이 자주 발생하면 치매의 전조 증상으로 의심해볼 필요가 있는 것으로 알려진다.

또 운동을 1시간 정도 하면 근육에서 '사이토카인(cytokine)'이나 '마이오카인(myokine)' 등의 각종 호르몬이 분비된다고 한다. 이러한 호르몬은 신경세포나 혈관 등 전신에 작용하여 치매에도 예방 효과가 있다고 알려지고 있다. 우리가 운동을 안 할 이유가 어디 있겠는가!

⑷ 영양 섭취를 잘해야 한다. 즉, 등푸른 생선에 포함된 EPA나 DHA는 혈액을 정화하는 효과와 점도를 낮추는 효과가 있다. 또한 채소 중에 포함된 비타민은 항산화 작용이 있어 활성산소의 해를 완화시켜 준다. 활성산소는 모든 질환의 약 90%를 차지할 정도로 무서운 물질이다. 이 활성산소

는 특히 과식할 경우에도 발생해서 암세포를 늘려서 생명을 단축하는 근본적인 요인이 되는 것으로 잘 알려져 있지만, 최근 과식할 경우, 칼로리 섭취량을 늘릴 경우에 기억력에 악영향을 미치고 치매의 전조 증상을 유발한다는 연구 결과가 있다. 따라서 평소 과식하는 식습관을 지양해야 한다. 과식은 식사량을 늘리는 경우와 칼로리의 섭취량을 늘리는 경우 둘 다 해당한다. 과식은 우리의 식습관 중 가장 나쁜 습관인 것이다. 소식하면서 칼로리 섭취량을 줄이는 습관을 들일 이유가 여기에 있는 것이다.

⑸ TV를 하루 1시간 더 볼 때마다 치매에 걸릴 확률이 30%씩 증가한다는 통계 자료가 있으므로 명심해야 할 것 같다.

⑹ 체내 콜레스테롤의 수치가 높을수록 치매에 걸릴 확률이 높아진다는 사실을 명심해야 할 것이다. 물론 이 사실은 100% 인정된 것은 아니지만 콜레스테롤과 알츠하이머치매는 충분한 개연성을 가지고 있다는 것에 수긍하는 추세를 보인다는 점 때문이다.

6. 치매 예방을 위한 남다른 대책 4가지

최근 '영국 케임브리지대 연구팀'은 유산소운동, 악기 연주, 독서, 외국어 학습 등이 치매 예방에 도움이 된다고 발표한 바 있다. 우리가 보통 고스톱이나 치고 뜨개질이나 하는 것과는 상당히 차원이 다른 연구다. 이들 4가지 분야는 모두 지적 능력을 유지하는 데 상당히 기여하기 때문이다. 가능하면 4가지 분야를 전부 실행하면 더 없이 좋을 것이다. 하지만 4가지 전부가 아니라도 2~3가지 정도 우선 실행해 가면서 차츰 4가지 전부를 다 실행하여 노년의 인지력 향상을 위해 노력함이 바람직하겠다. 그럼 각 분야 별로 간단히 살펴보자.

⑴ 유산소운동

이는 뇌의 수축을 방지할 수 있는데, 걷기와 달리기 등에 해당한다고 볼 수 있다. 뭐 근력운동도 치매를 예방할 수 있기는 마찬가지다.

(2) 악기 연주

이는 뇌의 다른 부위들을 활성화시켜 줌으로써 인지력을 향상시켜 줄 수 있다는 것이다.

(3) 외국어 학습

이 또한 뇌의 다른 부위를 활성화시켜 줌으로써 뇌가 효율적으로 작동되도록 도와준다.

(4) 독서

이는 두뇌를 활성화시켜 주는 데 크게 기여하여 나이가 들면서 점점 더 작아지는 뇌의 인지력을 끌어 올리는 데 도움을 준다.

7. 혈관성치매를 막을 수 있는 방법

혈관성치매는, 시냅스(synapse)간의 연결고리를 차단하는 베타-아밀로이드(beta-amyloid)라는 독성물질이 원인이 되어 발생하는 알츠하이머치매(현재까지도 그 원인을 정확히 밝히지 못하고 있음)와는 달리, 혈관이 문제가 되어 발생하게 된다. 혈관에 장애를 발생시키는 요인이 바로 혈독(血毒)인데, 혈독으로는 제일 먼저 설탕과 설탕이 함유된 음식이라고 생각한다. 우리 주변에는 단맛이 너무 많아 쉽게 그 유혹에 빠져들 수 있다. 쌀밥도 설탕이라고 봐야 한다. 섬유질이 없기 때문에 소장에서 바로 흡수되어 혈관을 오염시킨다. 또 반찬류에도 설탕을 넣지 않는 곳이 없을 정도다. 일상적인 식생활에서 무심코 혈관을 오염시키는 습성에 젖어 있어 식생활에 일대 혁신을 일으키지 않고서는 혈관 오염의 요인을 배제하기가 쉽지 않은 게 오늘날의 현실이다. 또 회식 자리에서의 각종 요리에도 당분이 포화된 음식이 비일비재하다. 그렇기 때문에 이와 같이 혈관을 오염시키는 원인을 타파하는 것이 혈관성치매를 막는 중요한 과제가 되고 있다. 하지만 우리의 예방 대책은 현실에서 동떨어진 채 아득하기만 하다. 설탕과 같은 당분 외에도 칼로리가 높고 지방 함량이 높은 육류 종류도 혈관을 쉽게 오염시킨다. 그런 음식에는 포화지방이 다량 함유돼 있기 때문이다. 또 식사 때마다 먹는 전과 튀긴 음식도 문제가 된다. 불필요한 불량 기름을 섭취하는 데다 고온에서 튀기다 보니 아크릴아마이드(acrylamide)와 같은 발암물질의 위험까지 노출되기도 한다. 우리의 일상생활이 바로 이렇다. 일대 혁신이 없고서는 대책이 없다. 튀긴 음식은 고사하고서라도 식사 때마다 전[부침개]을 먹는 습성 또한 불필요한 기름을 섭취하여 혈관에 쌓이게 한다. 부침개나 튀김과 같은 고지방 식사를 하면 질병을 불러 단명을 재촉하는 유해균이 늘어나게 된다. 사람의 장 점막에는 100조 마리가 넘는 세균이 살고 있으며 그 종류만도 무려 500종 가까이 된다고 알려져 있다. 그런데 이 세균들 중 유해균들은 단백질과 지방을 먹고 산다는 것이 문제가 된다. 그래서 고지방식의 식사는 유해균의 온상, 즉 유해균이 번식할 수 있는 양분을 주게 되는 것으로서 질병을 유발하는 독소를 생산하게 된다. 또 장내에는 중립균도 있는데 불량한 식습관으로 인해 장내 환경이 열악하게 되면 이 균들마저 유해균과 동조하게 된다는 것이 큰 문제가 되어 장내 환경은 급격히 악화된다. 우리는 더 이상 퇴로를 확보할 수도 없이 치명상을 입게 될 수도 있다는 것이다. 재차 강조하건대 부침개와 튀김은 불필요한 기름을 섭취하는 것이라는 사실을 꼭 인지해야 할 것이다. 장내 환경을 좋게 해야 한다. 장 건강이 곧 건강의 첩경이기 때문이다. 이와 같이 우리의 습관화된 무심한 식습관을 바로잡지 않고서는 결코 이런 질환의 예방은 어려울 것이 확실시 된다. 그렇다면 우리는 질환이 발생한 다음 어쩔 수 없이 치료에만 억매이어야만 하는가? 이런 말이 있다. '상의치미병지병(上醫治未病之病)'이란 말이 그것이다. 즉, 병이 나기 전에 그 병을 예방하는 사람이 가장 훌륭한 의사라는 말이다. 질병이 발생한 후의 치료는 불가능하거나 진전이 없고 암울하기 때문이다. 따라서 현재 정책적으로 다루고 있는 국가적인 차원의 치료보다는 각자도생의 길을 찾아 이 혈관성치매를 막아야 한다. 식생활과 생활습관에 일대 혁신이 필요한 것이다.

과거에 무심코 해오던 패턴을 과감히 던지고 예방에 총력을 기울여야 한다. 그래서 소위 '현대 시대의 의사'를 불필요하게 만들어야 한다. 설탕과 설탕이 범벅이 된 식단을 버리고 포화지방과 트랜스지방이 가득 찬 먹거리도 과감히 던져야 한다. 그러면서 녹황색 야채와 깅황, 초석잠, 견과류, 등푸른 생선, 올리브유 등과 같은 음식으로 개선해야 한다. 또 유산소운동과 근력운동도 해야 한다. 우리는 'ㅅㄹㅂㅅ'이란 TV 프로그램을 볼 수 있을 것이다. 그 프로그램의 체험자들은 대체로 '한 방 먹은 자들(병이 한 번 들어 중대한 기로에 섰던 자들)'인데, 자 그렇다면 한 방 안 먹고서 미리 예방에 눈 뜨면 어떨까 하는 마음이다. 그들은 그 프로그램에 참여 후 한결같이 하는 말이 '왜 미리 이 방법을 몰랐을까?'하고 후회하면서(?) 열심히 다시 인생을 살고 있었다. 우리는 평소 '알고 모르는 것은 하늘과 땅 차이'라는 말을 듣는다. 후회하기 전에 한 방 안 먹는 방법을 알아야 한다. 자, 이제 그 대책을 정리해 보자.

⑴ 식습관 혁신하기

ⓐ 흰 쌀밥 배제하기(국수나 라면도 마찬가지)

참고로, 잡곡밥으로 식사할 때도 탄수화물 종류를 맨 나중에 섭취하면 급상승하는 혈당을 막을 수 있다.

※ 쌀눈의 효능

흰 쌀밥에는 단 5%의 영양가만 있는 반면에 쌀눈에는 66%의 영양소가 함유돼 있다. 그렇다면 흰 쌀밥에 쌀눈을 뿌려 먹으면 되지 않을까!라고 하겠지만 그런 습관은 사치에 불과할 뿐이다. 왜냐고? 쌀밥(당 지수는 92)의 단맛(설탕맛)을 즐기고 있으니까 그렇다는 얘기다. 현미밥이나 잡곡밥을 먹되 쌀눈은 별도로 1일 약 3~5g 정도 섭취할 것을 권장한다. 여기서 쌀눈의 효능을 살펴보면, 각종 비타민과 미네랄, 섬유질, '가바(GABA), 감마오리자놀, 옥타코사놀' 등 그야말로 영양소 덩어리와 같으므로 치매예방, 기억력 향상, 뇌세포 기능 촉진, 콜레스테롤 강하 등 인체에 막강한 영향을 미치게 하는 것으로 널리 알려져 있다.

※ 가바(GABA, gamma-aminobutyric acid)

포유류의 뇌 속에만 존재하는 아미노산의 일종으로 신경 전달 물질 중 하나이다. 뇌의 혈류를 개선하고 산소 공급량을 증가시키며 뇌의 대사를 개선한다. 또한 학습 능력을 향상시키는 효과가 있다. 이 물질은 현미 배아에 다량 함유되어 있으며 혈압, 혈당, 중성지방, 콜레스테롤을 강하해주는 작용을 한다. 특히 발아 현미에는 현미보다 10배나 많은 가바가 들어 있다. 또한 뽕잎 등에도 가바가 다량 함유돼 있다고 알려진다.

※ 감마오리자놀(γ-oryzanol)

쌀겨나 배아유에 함유돼 있으며 항산화, LDL 콜레스테롤 감소, 피부미백, 뇌와 신경을 조절하는 자율신경계 강화, 항신경쇠약, 항불면증, 자율신경 안정, 뇌에 산소 공급 활성화, 항갱년기장애 등에 효능이 있는 것으로 알려짐.

※ 옥타코사놀(octacosanol)

쌀눈, 사탕수수, 사과나 포도의 껍질 등에서 발견되는 물질로서 대뇌기능 강화, 항불면증, 항스트레스, 근력 강화, 지구력 강화, 운동 후 피로감 감소, 지방 분해 등의 효능이 있는 것으로 알려지고 있다.

※ 쌀눈, 현미, 백미에 함유된 가바, 감마오리자놀, 옥타코사놀 함량 비교 (100g당 mg 수)

성분	쌀눈	현미	백미
가바	56	4.96	1.3
감마오리자놀	70.45	17.06	1.3
옥타코사놀	11	0	0

자료 : 한국기능식품연구원

ⓑ 반찬으로 전[부침개]과 튀긴 음식 안 먹기(불량 기름은 유해균의 먹이가 되고, 기름에 취약한 췌장마저 그 기능을 상실하게 만든다.)

기름으로 요리한 전이나 튀김은 공기나 햇볕에 노출될 경우 산패하여 과산화지질이라는 불량한 기름으로 변신하기 때문에 섭취하더라도 소량으로 족해야 할 것이다. 특히 명절에는 많이 만들어 놓는 습관이 있다. 물론 1~2일 정도면 어느 정도 산패가 감소할 수 있지만 그래도 섭취할 때는 튀김옷을 제거한 후 알맹이만 섭취하는 것이 좋을 듯하다.

ⓒ 포화지방이 가득 찬 육류 배제하기(고지방단백질 배제하기)

ⓓ 설탕, 액상과당, 트랜스지방이 가득 찬 도넛, 빵류 등 배제하기

ⓔ 녹황색 채소를 식단에 많이 올리기(생야채는 효소가 풍부)

ⓕ 견과류, 등푸른 생선, 올리브유, 강황, 오메가-3를 적절히 섭취하기

ⓖ 샐러드 많이 먹기(시중에 판매하는 샐러드드레싱은 각종 식품첨가물로 우리의 혀끝을 유혹하기 때문에 배제하는 것이 좋고, 양파와 들깨가루를 믹스해서 손수 만드는 것이 좋을 수도 있음.)

ⓗ 라면, 피자, 치킨, 햄, 소시지, 햄버거, 통조림, 쿠키, 머핀 등 안 먹기(혈당을 높이고 효소를 고갈시키고 유해균이 득실거리게 함)

ⓘ 저녁식사 늦게 안 하기, 간식 및 야식 안 하기(불면증의 원인)

ⓙ 차가운 음식 피하기(체온 저하의 원인)

ⓚ 과식 금지하기(과식에 관해서는 8장 과식과 활성산소 항목과 부록의 소식 항목을 참조한다)

ⓛ 7시간~8시간의 충분한 수면 취하기(자기 전까지 생성된 베타 아밀로이드는 충분한 수면 중에 배출됨)

⑵ 혈관 건강의 '1등공신'인 운동하기

ⓐ 유산소운동--빨리 걷기, 인터발워킹(interval walking), 고정자전거, 등산 등

ⓑ 근력운동--팔굽혀 펴기, 스쿼트, 런지, 스테퍼, 덤벨, 케틀벨, 레그프레스 등

⑶ 인지력 향상 훈련

고령화할수록 그리고 머리를 쓰는 일이 없을수록 뇌는 더 쪼그라든다. 다시 말해 뇌는 자극을 주면 능력이 상승하게 된다. 뇌에도 용불용설(用不

用說)의 원칙이 적용되는 것이다. 다시 말해 '사용하라, 그렇지 않으면 못 쓰게 된다'라는 말과 같은 뜻이 되겠다. 독서, 외국어 학습, 악기 연주 등과 같은 학습으로 신경 세포들이 시냅스(synapse)로 연결되면 기억력이 증가한다. 뇌세포들이 연결되는 부분을 시냅스라고 하는데 이 시냅스가 많아야 뇌세포가 활성화한다. 즉, 세포간의 연결이 강화되는 것인데, 이것이 아주 중요하다는 것이다. 복잡한 일이나 새로운 영역의 일을 경험할수록 뇌는 더 자극을 받게 되어 활성화된다는 사실을 인지할 필요가 있다. 따라서 우리는 평생에 걸쳐 지적 활동을 계속하여 노화할수록 하락하는 인지 능력을 막아야 한다.

ⓐ 독서--매일 신문이나 잡지를 읽거나 책을 읽는다. 책은 주로 양서(良書)를 선택한다. 영혼이 늙지 않으려면 무엇보다 양서를 구하여 독서하는 것이다. 비록 육체는 점점 노화의 단계를 계속할지라도 독서를 통해 영혼의 노화를 막아야 한다. '배움에는 정년이 없다'는 말이 있다. 세상에는 무한한 정보가 있다. 유익한 정보가 담긴 책을 가까이하는 습관을 들여 평생 학습하고 배우는 인생이 되어야 할 것이다.

ⓑ 외국어 학습--최소 외국어 한 가지 또는 두 가지를 학습하거나 일상 생활에서 평생 접한다.

ⓒ 악기 연주--최소 한 종류 또는 두 종류의 악기를 연주하도록 한다.

(4) 생활습관 혁신하기

ⓐ TV 보는 시간을 의도적으로 단축하기(시청하는 시간에는 멍하니 있는 것과 같이 우리의 뇌는 수동적이 돼 버린다. 정해진 프로그램에 따라 움직이므로 우리의 뇌는 사용할 수 없게 되는 것이다. 별 다른 활동도 하지 않고 TV 보는 시간이 늘어날수록 치매의 진행 속도가 빨라진다는 사실을 명심할 필요가 있다.)

ⓑ 누워 있거나 앉아 있는 시간 줄이기(활동 부족은 음주보다 더 위험)

ⓒ 아파트에 거주할 경우(5층 이하) 엘리베이터를 타지 않고 걸어 다니기

8. 식습관과 생활습관이 원인이 되어 혈관성치매로 이어지는 과정

미국의 '카이저퍼머넌트연구소'에서는 좋지 못한 식습관과 생활습관의 결과로 혈관성치매가 나타났다는 연구 결과를 내놓았다. 그 연구 결과를 도표로 표시하면 아래와 같다.

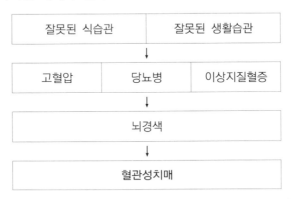

※ 최근 알츠하이머치매도 불량한 식습관과 생활습관이 원인이 된다는 새로운 주장이 제기되었다

사실 지금까지 알츠하이머치매의 원인은 고령(高齡), 유전, 높은 콜레스테롤, 아포(APO)E4 유전자 보유자, 경도 인지장애 등이라고 분류되고 있지만 아직까지 정확히 밝히지 못하고 있었다.

하지만 최근 최고의 신경학 전문가인 딘 세르자이와 아예샤 세르자이는 그들의 저서 《죽을 때까지 치매 없이 사는 법(The Alzheimer's Solution)》에서 알츠하이머치매도 혈관성치매와 같이 불량한 식습관과 생활습관이 원인이 된다고 주장한다. 다시 말해 채식 위주의 식생활, 유산소운동, 7~8시간의 숙면, 음악, 스트레스 관리, 지속적인 학습을 통한 두뇌의 최적화, 사회 참여, 명상 등과 같은 좋은 습관이 이 알츠하이머치매를 예방할 수 있다는 것이다.

반면에 음주, 흡연, 포도당 조절장애, 포화지방이나 높은 콜레스테롤의 영향으로 인한 염증과 산화, 과도한 설탕과 설탕이 함유된 음식을 섭취하는 경우는 인슐린저항으로 혈관질환과 염증, 고혈압이나 수면 부족으로 인한 지질 조절 장애, 비만으로 인한 염증, 미세혈관질환, 스트레스 등이 알츠하이머치매의 위험 인자라고 주장한다.

결론적으로 말해서, 우리는 최고의 신경학 전문가들의 주장대로 평소 우리들의 식습관과 생활습관이 얼마나 중요한가를 다시 한 번 명심하여야 할 것 같다.

8장
과식과 활성산소와의 관계

우리는 호흡을 하면서도 일부 활성산소를 흡입한다. 음식을 섭취할 때는 세포 속의 화학공장인 미토콘드리아(mitochondria)에서 그을음이 발생하게 되는데, 이것이 활성산소다. 당연히 과식하면 대량으로 발생하게 된다. 활성산소가 체내에 발생하게 되면 생체 조직과 세포를 공격하여 유전자를 변형시켜 암을 유발하게 된다. 또 사이토카인(cytokine)이라는 염증 물질도 분비한다. 가령 뇌세포에 과량의 활성산소가 있으면 치매가 발생하기도 한다. 그런데 활성산소의 발생 요인을 요약해 보면 호흡으로 산소와 음식이 결합할 때, 운동선수와 같이 격렬하게 운동할 때, 흡연자, 과도한 스트레스를 받을 때, 과식 등이 있는데, 이 중 가장 문제가 되는 것이 과식이다. 과식은 상당한 사람들이 관련될 수 있다. 과식, 폭식, 간식, 야식, 회식 등 그야말로 '먹자가 판치는 세상'이 되면서 그 후유증이 우리의 건강을 위협하고 있다.

과거 배고픈 시절, 특히 보릿고개 시절 우리는 헐벗고 굶주렸다. 그 시절이 어느덧 흘러가고 풍요의 시절을 맞이하면서 우리는 어느새 '많이 먹어라'란 말을 유행처럼 뿌리고 다녔다. 그게 마냥 좋은가 싶어 현재에도 그 말이 향수가 되어 우리를 자극하면서 '돼지처럼 먹는다', '신들린 듯 먹는다'란 표현이 등장한다. 그야 말로 우리의 위장은 쉴 틈이 없다. 필자는 얼마 전 이웃에 사는 지인들과 등산을 간 적이 있다. 산 정상에 오른 후 먹는 식사는 그야 말로 꿀맛이라고 해야 할까! 그때 한 지인은 물론 배도 고파서 그랬겠지만 막걸리에 안주에 과일에 도시락까지 정신없이 흡입했던 것이다. 하지만 그것이 중노동이란 것은 까마득하게 모르고 있을 것이다. 배고픈 사정을 아는 터라 필자도 말리지 못했다. 그 지인은 먹을 것을 다 먹은 후 마침 옆에 있는 평상에 누워버리고 말았다. '과식 중노동'에 피로가 몰려왔던 것이다. 이와 같은 중노동에는 반드시 소화효소가 대량으로 요구될 것이고 췌장에서 분비되는 인슐린도 대량으로 요구될 것이다. 그러다 보니 체내에 한정돼 있는 효소도 고갈되고 인슐린도 바닥이 나고 만다. 동물은 굶주려도 먹을 만큼만 먹는다고 한다. 동물의 원리가 곧 자연에 대한 순응이다. 우리 인간은 이 자연의 법칙을 어기고 있는 것이다. 분명 그 보복이 일어나기 마련이다. 그런데 사실 과식하는 사람이 많이 먹는 것처럼 보이지만 소식하는 사람이 더 많이 먹게 되는 사실을 알 수 있게 된다. 과식하는 자는 그 결과 단명하기 때문에 결국 많이 먹을 수 없는 반면 소식하는 자는 장기간에 걸쳐 조금씩 아껴 먹어 수명이 길어진 까닭에 결국 더 많이 먹게 되는 원리다.

소식하는 자는 천수(天壽)를 누릴 수 있다. 물론 양질(良質)의 식사, 즉 건강한 밥상으로 소식해야지 라면과 같은 단일식으로서의 소식이나 흰 쌀밥에 김치와 기타 반찬 몇 가지의 소식은 장수의 문으로 들어설 수 없을 것이다. 다시 말해 자연에 가까운 식단으로 그리고 약이 되는 건강 식단으로 소식해야 한다는 말이다. 과식은 오장육부가 중노동에 시달려 쉬지 못하게 된다. 오장육부의 과로는 혈액 오염의 지름길임을 상기해야 한다. 우리는 음식을 먹을 때 반드시 혀가 요구하는 대로 먹지 말고 '머리로 먹어야' 한다. 장기(臟器)들을 불필요하게 혹사시켜서는 안 될 것이다. 과식하는 자는 자신이 과식하고 있다는 사실도 모른 채 혀가 요구하는 대로 맛에 취해 즐기고 있지만 그것이야 말로 정말 아찔한 향락식(享樂食)임을 알아야 할 것이다. 그게 행복이라고? 그럴까? 대부분의 향락식에는 각종 식품 첨가물로 범벅이 되다시피 한 음식임을 망각하지 않았으면 한다. 그리하여 생활습관병이 우리를 침범하지 못하게 해야 할 것이다. 가령 흰 쌀밥(라면, 국수)은 설탕과 같아 소장에서 바로 혈관에 유입되어 혈당을 급격히 상승시키고, 커피의 경우는 설탕보다 1.5배나 단맛이 나는 액상과당, 특히 두려운 사실은 유전자변형 옥수수를 상업적으로 만들어 값이 싼 액상과당이 들어 있어 그 중독 현상은 명약관화하다. 당분 과잉 섭취로 중성지방이 늘어나면 비만. 비만은 만병의 근원이란 말이 있지 않은가! 또 치킨, 감자칩, 도넛 등의 튀김류는 불량 기름을 고온으로 처리한 것이기에 장(腸)에서 유해균의 먹이가 되면서 장내 환경이 극도로 악화돼 가스를 대량으로 발생시켜 혈관을 오염시킨다. 불량한 가스는 전신의 혈관을 타고 흐르다가 뇌까지 유입되면 혈관성치매도 발병할 가능성이 있다. 과식 때 또 다른 불량한 부산물로는 요산, 암모니아, 인돌, 스카톨, 피루브산 등이 있는데 이것들의 혈액 오염 또한 심각한 상태다.

게다가 과식은 대량의 인슐린을 요하게 된다. 많은 양의 음식이 소화 과정을 거치려면 많은 소화효소가 필요할 것이고 인슐린 수용체로 음식의 최종 산물인 포도당을 유입시키기 위해 대량의 인슐린도 필요하게 된다. 이러한 소화효소나 인슐린이 부족할 경우 소화가 안 된 음식 찌꺼기는 장을 오염시킬 것이며 세포 속으로 들어가지 못한 포도당은 혈관에 넘쳐날 것이다. 과식의 피해는 단지 중노동을 하는 것에 그치지 않고 우리의 심신을 황폐화시키고 만다. 과식이 습관화될 경우 우리는 머지않아 각종 질병에 시달리게 되는 중대한 기로에 서게 될 것이다. 다시 말해 혀의 맛에 휘둘리는 '소 행복'에 취하면 처참한 종말을 맞이할 수도 있다는 경각심을 가질 필요가 있다.

아무쪼록 우리는 자연에 가까운 약이 되는 식단으로 복팔분(腹八分)의 자세로 살아가야 할 것이다. 복팔분이 습관화되어 복칠분이면 그 이상 좋은 행복이 어디 있겠는가?

※ 과식의 최후

필자는 우연히 'ㅅㅅㅈㅂㅌ'이란 TV 프로그램을 보게 되었는데 그때 무한리필을 하는 모 음식점을 보고 깜짝 놀라고 말았다. 그때의 음식은 삼겹살이었고 어떤 고객이 무려 10접시를 먹어치우는 것이었다. 물론 맛이 좋아 먹었을 테고 공짜니까 그랬을 것이다. 그런데 그 많은 음식을 먹게 될 경우 그 고객의 뱃속은 어떻게 될까? 그 고객은 그런 경각심 따위는 안중에도 없을 것이고 그저 맛에 기분이 한껏 부풀어 있었을 것이다. 이 고객은 다음에도 또 올 것이므로 결국 좋지 못한 식습관에 빠져들게 될 것이다. 하지만 그 맛좋게 먹은 고기도 소화가 불완전한 채 체내에 쌓이게 되는데 이게 큰 문제가 될 수 있다는 것이다. 소화되지 못한 음식 찌꺼기는 유해균의 온상, 즉 유해균의 먹이가 되어 우리의 장내 환경을 교란하게 된다. 더구나 고기류는 섬유질이 전무하기 때문에 체외로 배출하려면 엄청난 고통이 따르게 된다. 또한 유해균으로 인해 발생한 악성 가스는 전신의 혈관을 돌아다니다가 치명적인 질병을 야기하는 원인이 되기도 한다. 우리 인체에는 음식을 섭취했을 때 그것을 소화시킬 수 있는 소화효소가 필요한데, 과식을 할 경우에는 체내에 한정되어 있는 소화효소 외에 대사효소까지 끌어다가 사용해야 한다. 그러면 각종 질병에 대비할 대사효소는 제 역할을 못하게 되어 인체는 곧 바로 질병 대처에 무방비 상태가 되어버리는 것이니 질병에 노출돼버리게 된다.

효소가 부족해지면 면역력 등 체내 환경이 열악해져서 각종 생활습관병의 위험에 노출되고 만다. 특히 과식할 경우 효소가 부족해 섭취한 음식을 다 분해하지 못하게 되기 때문에 소화되지 못한 찌꺼기들은 독소로 변하게 된다. 이때 발생한 독소들은 혈관을 타고 온몸에 퍼져 각종 질병의 온상이 되는 결과를 초래한다는 사실을 잊지 말아야 할 것이다.

과식으로 면역 기능에 써야 할 대사효소마저 소화에 투입되므로 면역계에 이상이 생기게 된다. 사실, 체내에 효소만 충분해도 또한 외부에서 효소가 풍부하게 함유된 식품을 섭취만 해도 생활습관병은 생기지 않는다. 외부에서 효소를 섭취하는 방법에는 ㉠ 채소와, 과일(식전 30분, 식후 1시간) 및 ㉡ 발효식품인 청국장, 김치(충분히 발효된 시큼한 김치 및 김치 국물), 요구르트 등이 있다. 특히 청국장은, 국내산 콩(서리태나 서목태와 같은 검정콩이 좋다)을 발효시키면 미생물은 콩의 다양한 영양소를 분해하기 위해 다양한 효소를 만들어낸다. 즉, 콩 속의 당분인 제니스틴(genistin)이 발효되면서 당이 떨어져 나가 제니스테인(genisteine)이라는 물질로 만들어진다. 이 물질은 유방암 및 전립선 암세포의 성장을 억제할 뿐 아니라 암세포의 세포자살(apoptosis)을 유도한다. 따라서 콩 속의 제니스틴보다 발효로 만들어진 청국장의 제니스테인이 암 예방 효과가 훨씬 크기 때문에 암 예방용으로 청국장을 매일 생으로 두 숟갈 정도 먹는 것이 좋다. 청국장 발효 때 묵은 콩(전년도에 생산된 콩)은 발효가 잘 되지 않으므로 해콩을 사용하여 청국장을 만든다. 이와 같이 생 채소, 생 과일, 발효식품을 먹으면 효소를 충분히 보충할 수 있다. 현재 시중에 효소 제품이 많이 나와 있지만 우선 집에서 상기한 식품부터 섭취할 필요가 있다. 체내 효소의 양은 나이와 더불어 계속 하강하기 때문에 이상 신호가 찾아오기 전에 미리 효소를 충분히 보충해 주어야 할 것이다.

사실 과식은 불필요한 영양소의 투입이기 때문에 그것이 혈액을 오염시키게 되는데, 육류의 과식은 콜레스테롤을 증가시켜 혈액을 탁하게 만들고, 설탕 등 단순당의 과식은 혈중 당분의 과잉으로 인슐린 저항성이 유발될 수 있는 등 과식은 결국 우리 인체를 멍들게 하고 만다. 또 과음은 혈관의 노화를 재촉하고 튀긴 음식은 유해물질을 비롯해서 발암물질까지 함유돼 있기 때문에 혈관은 최후를 맞이하고 녹다운되고 만다. 이 어찌 과식이 무섭지 않다고 할 수 있겠는가? 과식은 또 뇌에 영양분을 원활하게 공급하지 못하게 되어 기억력을 감퇴시키면서 치매의 위험성이 있다는 연구 결과도 있다.

사실 우리가 사는 이웃이나 일반 시중에도 이러한 무한리필을 하는 음식점이 부지기수다. 우리는 이러한 '장사 논리'에 절대 현혹되어서는 안 될 것이다. 맛있고 공짜니까 계속 먹지만 섭취한 음식은 어떻게 처리할 것인지 한 번 생각해 보기 바란다.

※ 과식으로 이어지는 향락식(享樂食)의 종류와 특징

종류	특징
단맛 음식	설탕이 함유된 단 음식은 누구나 즐기는 음식이라는 것이 큰 문제가 되는데 이는 곧 질병으로 직행하기 좋은 악습이란 점을 간과하지 말아야 할 것이다.
튀김	돈가스, 탕수육, 치킨, 감자튀김, 닭강정, 도넛, 꽈배기 등은 향락식 중에서도 인기가 가장 높다. 그런데 이런 제품들은 튀기는 과정에서 트랜스지방이 과다하게 발생하게 되는데 이런 것을 섭취할 경우 활성산소를 발생시켜 혈관을 오염시킨다.
가공 식품	가공식품에는 식품첨가물이 안 들어갈 수가 없는데 어묵, 소시지, 햄 등 우리가 쉽게 빠져들 수 있는 제품을 항상 경계할 필요가 있다. 특히 이런 제품들은 제조 과정에서 열처리했기 때문에 효소가 있을 리 만무하다. 오히려 체내 효소만 고갈시킬 뿐이다.
육류	직화구이로 구운 육류는 안 좋아하는 사람이 없을 정도로 인기가 있다. 이때 탄 부분이 생기기 마련인데 이것이 치명적인 문제가 된다. 또한 포화지방은 말할 것도 없고 섬유질도 없으며 자연방목이 아닌 육류의 경우 항생제와 성장촉진제 등이 특히 우려된다.
청량 음료	청량음료에는 설탕이 많이 함유돼 있으므로 마시면 포도당 농도가 상승한다. 이렇게 되면 인슐린이 분비돼 포도당을 글리코겐으로 바꿔준다. 하지만 여분의 인슐린으로 인해 단 음료를 마시기 전보다 혈액 속의 포도당 농도가 더 떨어지게 된다. 즉 저혈당 상태가 되는 것이다.
밀가루 음식	빵, 국수, 라면, 부침개 등의 정제 탄수화물로 만든 음식들은 우리의 혀만 즐겁게 할 분 영양가는 거의 없는 '헛껍데기' 음식이라는 점을 상기한다.

여기서 문제로 지적되고 있는 것은 소비자의 혀끝을 자극하기 위해 식품첨가물이 무분별하게 사용되고 있다는 점이다. 소비자들은 그 맛에 취해 있으니까 맛을 내기 위해 사용된 첨가물이나 유해한 제조 과정 따위는 예

민하게 반응하지 않는다. 제조업자들은 일 푼의 양심의 거리낌도 없이 '기업 논리 혹은 장사 논리'에만 몰두해 있다. 소비자들은 그런 '장사 논리'도 알 턱이 없다. 소비자들은 오직 맛있다는 데에만 초점이 맞춰져 있기 때문이다.

우리는 지금 현대의학이 나날이 발전하는 면모를 실제로 목격하고 있지만 그와는 상반되게 식습관이나 생활습관으로 발생한 질병의 치료에는 진전이 없음을 자인하지 않을 수 없을 것이다. 그 근본적인 원인은 내버려둔 채 대증요법에만 치중하여 해결하고자 하는 방향으로는 영원히(?) 해결책을 찾을 수 없을지도 모른다.

1. 활성산소란 무엇인가?

쇠가 녹스는 것은 껍질을 벗긴 사과가 갈색으로 변하는 것과 같은 이치이다. 이러한 산화 작용이 우리 인체에도 일어나고 있다.

즉, 우리 인체도 녹스는 것이다. 인체의 녹 가운데 가장 쉽게 볼 수 있는 것이 바로 얼굴에 나타나는 갈색반점(속된 말로 '저승꽃'), 즉 노인반(老人斑)이다. 이 노인반은 인체 중 외부에 노출돼 있어 쉽게 식별할 수 있지만 체내에 있는 이러한 현상은 육안으로 식별할 수 없다.

또한 호흡을 통해 들어온 산소 중 1% 정도는 물로 환원되지 않고 혈관을 따라 각 조직으로 운반되는 과정에서 불안정한 상태의 산소 화합물이 된다. 이것을 가리켜 활성산소라고 하는데, 이것은 수천만 분의 1초 정도로 수명이 극히 짧지만 반응성이 매우 강해 세포막의 주성분인 지질에 과산화 현상을 일으켜 세포막을 파괴하고 신호 전달 체계를 무너뜨리며 적혈구를 파괴한다. 60조의 세포로 구성된 우리 인체의 구석구석을 활개치고 다니면서 신체의 각종 부위를 무차별 공격한다.

활성산소는 매우 불안정한 구조를 갖고 있기 때문에 체내의 다른 물질들과 쉽게 결합해 산화 작용을 시작한다. 예컨대 DNA · RNA를 공격하여 암을 만들고, 혈관을 공격하여 동맥경화를 만들며 피부를 공격하여 피부질환을 만들기도 한다. 이것은 인체의 각종 세포, 장기를 공격하여 온갖 질병을 만든다. 또한 혈관 내의 벽에서 주로 생성되는 신호 전달 물질인 산화질소의 신호 체계마저도 공격한다. 사실 1% 정도의 활성산소라고 하지만 안정적 상태에 있을 때의 인간은 보통 60kg의 체중을 가졌을 경우 하루에 약 300L 정도의 산소를 호흡한다고 보면 그 1%에 해당하는 양은 3L가 되고, 활동할 경우 500L의 산소를 소모하는 것으로 보면 그 1%는 5L에 해당한다. 찰나의 순간에 피해를 주지만 3L~5L의 양은 엄청난 양이므로 그 피해를 가히 짐작하고도 남는다. 또한 무리한 운동 때는 이보다 훨씬 많은 양의 활성산소가 발생한다.

활성산소로 인해 인체가 피해를 입는 과정을 보면 먼저 세포막을 산화시키고 그 다음에 세포의 발전소인 미토콘드리아를 산화시킨 다음 마지막으로 세포의 핵마저 공격하게 되는 것이다.

세포막이 파괴되면 염증 세포가 되고, 미토콘드리아가 파괴되면 불완전 세포가 되며 세포핵이 파괴되면 종양 세포가 되는 것이다. 인간의 질병 중약 90%가 이 활성산소와 관련이 있는 것으로 밝혀졌다. 사실상 이 활성산소 때문에 온갖 질병이 발생한다고 해도 과언이 아니다.

물론 우리의 체내에는 막강한 아군인 면역 체계가 갖춰져 있어 활성산소를 무력화시킨다. 하지만 고령화, 신체 기능의 저하, 생활 습관이나 생활 환경의 악화로 인해 면역력이 떨어지면서 활성산소의 횡포에 대항하지 못하고 무너지게 되어 질병이 나타나기 시작한다.

활성산소가 바로 노화의 주범인 것이다.

2. 활성산소 발생 요인

자외선, 방사선, 전자파, 식품첨가물이 든 인스턴트식품, 스트레스, 과식, 음주, 흡연, 간접흡연 등 그 발생 요인은 수없이 많다. 그러므로 이러한 요인이 발생하지 않는 환경을 스스로 만들어야 한다.

| 1. 내적 요인(섭취한 음식의 대사 과정)
2. 습관적 요인(스트레스, 과도한 운동,
과음, 과식, 흡연 등)
3. 환경적 요인(방사선, 자외선, 초음파,
전자파, 배기가스, 중금속 등) | → | DNA
파괴, 각
장기의
변성 | → | 암, 각종
질환
발생 | → | 노화,
사망 |

3. 자외선의 두 얼굴(뼈를 만드는 자외선과 활성산소를 만드는 자외선)

⑴ 비타민 D를 제공하는 자외선

전문가에 따르면 '실내 생활을 많이 하여 햇볕을 쬘 기회가 별로 없는 한국인은 비타민 D 농도가 세계에서 가장 낮은 수준이다'고 한다. UVB에 적당히 노출돼야만 비타민 D가 제공되는데 그렇지 못한 것이다. 성인 평균 90% 이상이 비타민 D 부족 상태에 있다는 것이다.

⑵ 인체에 해가 되는 자외선 UVA/UVB

자외선은 태양광선의 스펙트럼 중 가시광선보다 짧은 파장을 한 광선이다. 이것은 파장·길이에 따라 UVA/UVB/UVC로 나눈다. UVC는 대기가 차단하기 때문에 인체에 거의 영향을 주지 않지만 UVA는 피부 깊숙이 침투하여 화상, 주근깨, 피부암을 유발한다. 또 UVB는 피부를 보기 좋게 태워주는 선탠 효과도 있지만 피부에 화상이나 암을 일으킬 수도 있다. 그러므로 이러한 과정에서 생성된 활성산소는 피부 노화뿐 아니라 DNA를 변화시켜 암을 유발하기도 한다. 다음의 표를 통해 자외선 UVA/UVB가 피부에 미치는 영향을 비교해보자.

4. 자외선이 피부에 미치는 영향

	자외선 A	자외선 B
홍반 발생력	약	강
색소 생성	중	약
피부 투과도	진피 하부까지 침투	표피 기저 층 또는 진피 상층부까지 침투
피부 영향	피부 그을림	일광 화상

〈출처 : 식품의약품안전청〉

5. 활성산소를 가장 많이 발생시키는 스트레스

증오심, 분노, 공포, 시기, 질투, 초조, 불안, 죄책감 등과 같은 스트레스가 활성산소를 가장 많이 배출한다고 한다. 정신적으로 받는 스트레스는 육체적 건강과 연관되기 때문에 이 정신적 스트레스를 잘 관리하지 않으면 질병에 노출될 확률이 증대된다. 또한 과도한 스트레스는 우리의 면역 체계를 손상시켜 질병을 일으킨다.

6. 자동차 배기가스의 피해

자동차가 내뿜는 배기가스에는 일산화탄소, 이산화탄소, 탄화수소, 황산화물, 황화수소, 질소화합물, 암모니아, 오존 등의 성분이 함유돼 있다. 이러한 유해 물질 중 일산화탄소는 체내에 유입되면 피의 헤모글로빈과 결합하여 헤모글로빈의 산소 운반 기능을 방해한다. 이로 인해 저산소증을 유발하여 인지 능력 감퇴, 사고 능력 저하, 졸음 유발 등이 나타난다. 또 이산화질소는 호흡기 질환, 폐수종, 기관지염, 폐렴 등을 유발할 수 있는 물질이다.

7. 흡연, 음주가 활성산소를 대량 발생시킨다

(1) 흡연

담배 연기 중에는 약 4,000여 종류나 되는 발암 물질과 독성 화학 물질이 들어 있다. 이 중 20여 종이 A급 발암 물질이다. 즉, 흡연은 폐에 유독한 쓰레기를 투기하는 행위와 같은 것이다. 폐에 쓰레기를 무단 투기하는데 어찌 폐가 정상이 될 수가 있겠는가!

우리는 일반적으로 흡연을 폐암의 원인 인자로 알고 있지만 심장병에 더 큰 위험 요인으로 작용한다는 사실을 알아야 할 것이다. 흡연은 혈액 내 산소량을 감소시켜 혈관 내벽을 파괴하고, 혈관을 확장시키는 물질의 분비를 막으며 혈액을 응고시키는 피브리노젠(fibrinogen)이라는 물질도 증가시킨다. 따라서 그 결과 혈관이 좁아져 협심증, 심근경색증의 위험을 5배 이상이나 높인다.

(2) 간접흡연

흡연으로 인한 유해 물질의 종류는 약 4,000종으로 이 중 발암 물질만 60종 이상이다. 그런데 이 60종의 발암 물질 중 20여 종이 A급 발암 물질이다. 담배연기는 담배의 끝에서 나오는 부류연과 흡연자가 내뿜는 주류연으로 구분되는데, 간접 흡연자에 노출되는 부류연이 주류연보다 더 많은 독성 물질을 포함하고 있어 위험한 것이다.

간접흡연의 피해는 부류연이 85%이고 주류연이 15%를 차지하는데, 부류연은 독성 물질의 농도가 높고 입자가 작아 폐의 깊은 부분까지 침투하게 된다. 그러므로 간접흡연은 특히 노약자, 소아, 임산부에게는 심각한 피해를 입히는 것이다. 부류연의 독성 물질을 성분별로 주류연과 비교해보면 일산화탄소가 주류연의 15배, 니코틴 21배, 포름알데히드 50배, 벤젠 5~10배, 카드뮴 7.2배, 톨루엔 5.6배, 니켈 13~30배 등의 발암 물질이 최고 50배나 더 포함돼 있다고 한다. 게다가 간접흡연은 비강암과 어린이 돌연사, 천식, 기관지염, 중이염, 미숙아 등을 발생케 하는 원인이 되고 있다. 필터를 통하지 않고 대기 중으로 직접 연소하는 담배연기는 독성이 강해 약 4,000여 종의 유해 성분 중 20여 종류가 A급 발암물질이다. 완전 연소 때의 연소 온도는 섭씨 900도인 반면 불완전 연소 때는 500~6,000도인데 문제는 이 불완전 연소 때가 발암 위험이 더 크다는 것이다. 주류연은 산성이지만, 부류연은 알칼리성이므로 눈이나 코의 점막을 더 강하게 자극한다.

(3) 음주

일반적으로 우리는 알코올이 간에만 영향을 주는 것으로 알고 있지만, 실제로 간 외에 뇌와 대장을 비롯해 온몸에 영향을 미친다. 알코올이 대사되는 과정에서 발생하는 아세트알데하이드(acetaldehyde)란 발암물질은 특히 대장에 치명적인 영향을 미친다.

알코올은 또한 뇌의 신경을 마비시켜 뇌를 위축시킨다. 특히 뇌의 모든 신경이 거쳐 가는 시상 부분이 심하게 위축된다. 과음할 경우 시상 부분이 망가져 심각한 기억 장애가 발생하는 것이다. 즉, 알코올이 뇌의 신경을 마비시켜 필름이 끊기는 현상이 발생하게 되는 것이다.

알코올은 또한 암 발생 위험을 높이기도 하는데, 이것은 체내의 알코올이 분해되면서 생기는 아세트알데하이드는 DNA를 손상시켜 돌연변이 세포를 만들고 이것을 증식시켜 암세포를 발생시킨다.

8. 활성산소의 종류

(1) 과산화기(OO⁻)

체내에서 가장 많이 발생하는 활성산소로 포도당을 에너지로 변환시키는 기관인 미토콘드리아에서 발생한다.

(2) 과산화수소(H_2O_2)

쌍을 이루는 전자를 갖지 않으나 약간의 자극만 받아도 쉽게 불안정한

전자로 변한다. H_2O에 O_2가 붙은 형태로 여분의 산소가 세균을 사멸한다. 이것이 체내의 철(Fe)나 동(Cu) 이온과 결합하면 활성산소로 돌변한다.

⑶ 수산기(HO^-)

자외선에서 발생하며 산화력이 가장 강하다. 이것은 암, 노화 등의 원인이 된다. 하지만 이것이 체내에 존재하는 기간은 1/1백만 초로 극히 짧다.

⑷ 일중항산소(一重項酸素, LOO^-)

공기에 접촉된 오래 된 기름, 불포화지방산이 산소와 결합한 것, 공기 중의 산소에 접촉되어 변질된 튀김 기름 등이 단백질을 만나면 지방갈색소, 즉 리포푸스신(lipofuscin)이란 변성된 단백질이 만들어지는데, 이것이 노화, 암, 동맥경화 등과 같은 생활습관병을 유발하는 요인이 된다.

9. 활성산소 예방법

대사 과정에서 자연적으로 발생하는, 어쩔 수 없는 내적 요인은 제외하고, 외적 요인으로 활성산소가 발생할 수 있는 자외선, 방사선, 담배연기, 중금속, 대기 중 오염물질, 과도한 스트레스, 과격한 운동, 과식 등과 같은 요인을 피해야 한다.

10. 활성산소 청소부(scavenger)

노화와 각종 질병의 주범인 활성산소는 나이가 들어가면서 늘어나고 이에 대항하는 항산화효소는 줄어들기 때문에 각별한 대책이 필요하다. 활성산소를 제거하기 위해서는 항산화효소, 항산화식품, 항산화제가 필요한데, 각각의 종류는 다음과 같다.

1. 항산화효소

⑴ 과산화물제거효소(SOD, superoxide dismutase)

활성산소를 제거하는 중요한 효소로서 체내의 각종 항산화효소와 항산화제의 지휘 역할을 한다. 이 효소는 모든 세포에 존재하며 이 효소가 기능을 발휘하려면 망간, 아연, 구리와 같은 미량원소가 반드시 있어야 한다. 이때 이 미네랄은 SOD효소의 핵심 원료 물질로 관여하게 된다. 구리와 아연은 세포질 속에 그리고 망간은 세포의 발전소 역할을 하는 미토콘드리아 내부에 존재한다. 비록 극소량이지만 이러한 미량원소를 경시해서는 안 될 것이다. 특히 '보리새싹'은 SOD의 좋은 공급원이므로 건조된 가루로 시판되고 있는 이 제품을 평소 적극 활용하면 활성산소를 제거하는 데 큰 도움이 될 것이다.

※ 보리새싹의 성분과 효능

SOD를 활성화하기 위한 가장 효율적인 방법은 보리새싹을 복용하는 것이다. 보리새싹의 성분으로는 비타민 A, 비타민 C, 비타민 K, 엽산, 비오틴, 리보플라빈, 셀레늄, 망간, 칼륨이 풍부하게 함유돼 있고, 비타민 E, 섬유소, 철분, 칼슘도 상당량 함유돼 있다.

일본의 하기하라 요시히데(萩原義秀) 박사는 150여 종의 식물 새싹을 연구한 끝에 보리의 새싹이 동양인에게 가장 효과가 있다는 것을 알게 되었다고 한다.

이 보리새싹은 분말 제품이 개발되었는데, 어린 새싹을 즙을 내어 영양소가 파괴되지 않도록 저온에서 순간적으로 건조하여 분말화한 것이다. 제철이 아닌 경우 녹즙의 재료를 구하기 힘들 뿐 아니라 녹즙을 내는 일 또한 번거로우므로 분말 형태로 나온 제품을 구입하여 생수에 타서 음용하면 똑같은 효능을 볼 수 있다. 보리새싹을 타 식품과 비교해보면 다음 표와 같다.

보리새싹의 성분	타 식품과의 성분 및 함량 비교
섬유질	양배추의 10배
비타민 A	단호박의 8배
비타민 B군	상추의 9배
비타민 C	사과의 60배로 100g당 328mg 함유 cf 파슬리 200mg/시금치 100mg/딸기 80mg/단감 70mg/귤 40mg/사과 5mg
비타민 E	배추의 8배
칼슘	1,108mg(100g 중) cf 미역 960mg/다시마 740mg
칼륨	8,880mg(100g 중) cf 시금치 490mg/양배추 240mg
마그네슘	225mg, 양배추는 16.8mg으로 양배추의 13배, cf 시금치 59.2mg
철	시금치의 2배
SOD	다량 함유

(2) 과산화수소분해효소(catalase)-과산화수소를 물과 산소로 분해하는 반응을 촉매 하는 효소

(3) 글루타싸이온과산화효소(glutathione peroxidase)

과산화지질 킬러인 이 효소는 셀레늄이란 미네랄로 만들어진다. 이 물질이 있어야 과산화물을 물로 변화시킬 수 있다. 이때 셀레늄은 단독으로 항산화 작용을 하지 못하고 이 효소가 항산화 작용을 하는 데 필요한 물질이며 평소 식생활을 통해 충분히 섭취할 수 있는 양이므로 따로 셀레늄 제품을 섭취할 필요가 없고 많이 함유된 통밀빵, 해조류, 달걀, 현미, 생선, 살코기, 새우, 조개류, 유제품, 채소(버섯, 마늘, 아스파라거스, 고구마잎), 호두 등을 통해 섭취할 수 있다.

※ 글루타싸이온
강력한 항산화제로 작용하는 아미노산으로 해독 효소를 활성화하는 데 중요한

역할을 한다. 함유 식품으로는 정어리, 멸치, 굴 등이 있다.

이러한 효소는 모두 단백질과 아연, 철, 셀레늄 등의 미네랄로 생산되기 때문에 평소 식사 때 단백질과 미네랄을 많이 섭취해야 한다.

2. 항산화 식품인 '컬러 푸드'를 섭취하면 활성산소를 제거할 수 있다

컬러 푸드에 들어 있는 빨강, 노랑, 보라, 파랑, 검정, 주황 등의 색소가 활성산소를 제거하는 역할을 하는 것으로 밝혀졌다. 다음과 같은 식품류에서 그 특징을 찾아보자.

(1) 토마토

토마토에는 라이코펜이라는 성분이 들어 있는데, 이 성분은 각종 암을 예방하며 전립선암에 특효가 있다. 라이코펜은 토마토 외에도 당근, 수박, 파파야 따위의 붉은 과일과 채소에 들어 있는 카로티노이드 색소이다.

(2) 고추

고추에는 캡사이신이라는 물질이 들어 있는데, 이것이 암세포의 증식을 효과적으로 제어한다. 특히 붉은 고추에는 비타민 C가 풋고추보다 2배가량 더 들어 있다.

(3) 대두

대두의 대표적 유효 성분인 아이소플라본의 한 성분인 제니스틴은 암세포 성장을 억제하는 효과가 탁월한데, 이것은 여성 호르몬인 에스트로겐과 구조가 유사하다. 여성의 유방암과 남성의 전립선암을 예방하는 데 탁월한 효능을 발휘하는 것으로 알려져 있다.

(4) 호박

호박에 풍부하게 들어 있는 알파-카로틴과 베타-카로틴은 활성산소의 피해를 막아주어 눈과 피부 건강에 탁월한 역할을 해주고, 면역력을 증강시킨다. 즉, 늙은 호박이나 단호박에 함유된 카로틴, 라이코펜, 루테인, 제아잔틴, 비타민 C 등과 같은 성분들은 각종 활성산소로부터 우리 몸을 지켜준다.

⑸ 고구마

고구마는 비타민 A, C, E와 칼륨, 섬유질 등이 풍부하고, 각종 생활습관병의 원인인 활성산소를 제거하는 능력과 심혈관 질환 개선에 탁월하다. 또 고구마에는 베타-카로틴 외에 안토사이아닌도 풍부하게 함유돼 있어 면역력을 높이며 항산화 효과가 있다. 그 외 루테인도 함유돼 있어 자외선과 활성산소로부터의 피해를 막아주고, 눈을 보호하며 노인성 백내장과 퇴행성 황반증을 예방해준다.

⑹ 당근

당근은 비타민 A의 함량이 아주 높은데, 더 중요한 것은 항산화성의 카로티노이드인 베타-카로틴, 알파-카로틴, 루테인, 제아잔틴 등이 들어 있다는 점이다. 평소 당근을 자주 먹어야 할 이유가 바로 여기에 있는 것이다. 당근은 생으로 먹을 경우 흡수가 잘 안 되기 때문에 기름과 함께 요리하면 베타-카로틴의 흡수율이 60~70%로 높아진다. 하지만 주스로 마실 경우는 예상과는 달리 베타-카로틴의 흡수율이 상당히 떨어지므로 올리브유를 한두 방울 넣어 마시는 것이 좋다.

⑺ 오렌지

오렌지에 함유된 비타민 C는 감기 예방, 피로 회복은 물론 멜라닌(melanin)의 생성도 억제해주기 때문에 피부 미용에도 좋다.

오렌지에는 노화를 억제하고 산소 공급을 원활히 해주는 플라보노이드가 풍부하게 함유돼 있어 각종 암을 예방해주는 작용도 탁월하다.

한편 오렌지 껍질에는 하얀 부분에 쓴맛이 없는 플라보노이드 글루코사이드인 헤스페리딘(hesperidin)이라는 물질이 풍부하게 들어 있는데, 이 물질은 혈관을 강화해 동맥경화와 심혈관 질환에 좋은 영향을 미치는 것은 물론 혈압 강하, 간 해독, 항균 작용을 하는 효과도 있는 것으로 알려져 있다.

(8) 양배추

양배추에는 특히 심부분에 비타민 U가 풍부하기 때문에 이 부분을 버리지 말고 녹즙 만들 때 함께 넣으면 위장에 좋은 효과를 기대할 수 있다. 비타민 U는 항궤양성 물질로 위에 흡수되면 위의 점막을 강화하고 궤양으로 손상된 부위를 회복시켜주므로 위궤양의 예방과 치료에 좋은 효과를 기대할 수 있다. 또한 지혈 작용을 하는 비타민 K도 다량 들어 있다.

보라양배추인 적채에 풍부하게 함유된, 항산화 성분과 섬유질은 결장암 예방에 효과적이며, 혈중 혈당 수치를 강하하는 효과도 있다.

평소 불규칙한 식사, 맵고 짠 자극적인 음식 등으로 인해 속이 항상 불편하고 배에서 자주 꼬르륵 소리가 나는 사람은 양배추의 위력에 주목할 필요가 있다. 특히 양배추에는 설포라판이라는 성분이 있어 위암 발생의 주요 인자로 알려져 있는 헬리코박터 파일로리균의 활성을 억제하는 것이 확인되었고, 특히 아이소싸이오사이안산염(ITC, isothiocyanate) 성분은 발암 전 단계에서 암을 예방하는 것으로 밝혀졌다.

ITC는 발암물질 대사 활성화에 관여하는 효소의 활성을 억제하여 발암물질의 대사에 영향을 주고, 해독 효소의 활성을 증가시킴으로써 발암물질이 체외로 쉽게 배출되도록 하여 암의 성장을 차단시키는 것으로 알려져 있다.

3. 항산화 작용을 하는 식품의 섭취

비타민 A가 많이 함유된 식품 : 당근, 감자, 호박, 달걀노른자, 녹색 채소, 치즈 등

비타민 C가 많이 함유된 식품 : 감잎, 감귤류, 딸기, 녹색 채소, 감자, 고구마, 피망 등

비타민 E가 많이 함유된 식품 : 식물유, 소맥배아, 브로콜리, 달걀, 시금치, 대두 등

셀레늄이 많이 함유된 식품 : 소맥배아, 굴, 우유, 통밀가루, 새우, 현미,

달걀노른자, 마늘 등

11. 활성산소와 산화질소(NO)의 상관관계

활성산소는 산화질소를 파괴하는 반면 산화질소는 활성산소를 최소화해 혈액이 응고돼 혈전이 생성되는 것을 막고 동맥 경화를 예방한다. 따라서 산화질소의 생성을 촉진하는 생선, 콩, 견과류 등과 같이 아르지닌(arginine)이 함유된 식품을 섭취해야 할 것이다. 운동 또한 산화질소를 증가시킨다.

12. 40세 이후 절반으로 감소하는 산화질소

산화질소는 혈관 내피에서 생성되며 체내의 혈관을 확장시켜 혈액 순환을 원활하게 해주는 가장 강력한 인자이다. 이 물질은 40세 이후가 되면 절반으로 뚝 떨어져 혈관이 경화되고 막혀 뇌졸중, 심장병 등의 위험이 증가한다. 점차 고령화하는 상태에서 음주, 흡연, 운동 부족, 육류의 과다 섭취 등이 부수적인 원인이 되어 산화질소의 생성을 더욱 위축시키게 된다. 그러므로 인위적으로 이 산화질소(NO)를 보충해줘야 한다.

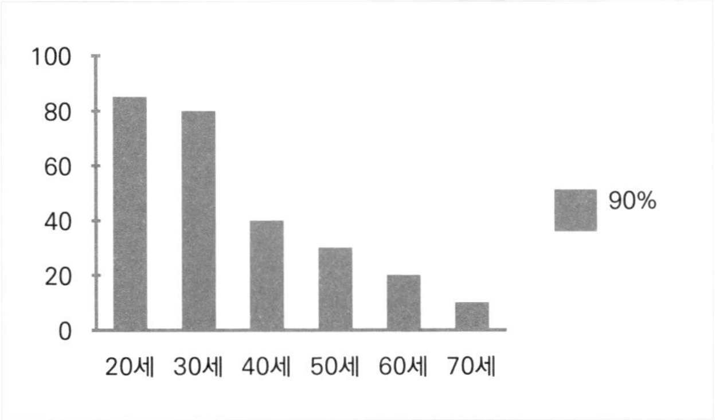

표에서 알 수 있듯이 10세 때는 산화질소의 양이 90%인데, 40세 때는 절반 이하로 감소함을 알 수 있다. 40세 이후부터는 산화질소의 양이 절

반으로 감소되므로 혈행의 장애가 가속화되면서 노화의 진행과 뇌졸중 및 심장병 발병의 위험 또한 가속화된다.

평소 운동량이 부족하거나 과식을 할 경우에도 체내 산화질소의 양이 급격하게 저하한다. 산화질소는 혈관을 확장시켜 혈행을 원활히 하므로 산화질소의 보충에 적극적으로 대처해야 할 것이다.

13. 활성산소를 제거하고 혈관을 확장시키는 위대한 기체 산화질소를 발생시키는 방법

(1) 사우나

혈관을 수축하고 확장하는 과정에서 산화질소가 분비된다.

(2) 참마 섭취

참마에는 아르지닌, 사포닌, 뮤신 등 여러 유익한 물질이 많은데, 특히 아르지닌은 산화질소의 전구체로 작용한다.

(3) 유산소 운동

유산소 운동을 하면 혈관 내피에서 산화질소가 분비되는데, 이것이 혈관을 확장하는 중요한 역할을 한다.

(4) 생선, 콩, 견과류 섭취

함유된 성분이 아르지닌 생성을 촉진한다. 특히 견과류에는 아르지닌을 비롯해 비타민 E, 엽산, 칼륨, 섬유질, 식물영양소 등이 들어 있는데, 이 중 아르지닌이라는 아미노산은 아주 중요한 분자인 산화질소를 만드는 데 꼭 필요한 물질이다. 산화질소는 혈액의 흐름을 원활히 하고, 혈액의 끈적임과 혈전 형성을 감소시킨다.

(5) 청국장

산화질소의 전구체인 아르지닌이 들어 있다.

⑹ 해바라기씨

아르지닌이 함유되어 있다.

⑺ 우엉

아르지닌이 함유되어 있다. 우엉을 썰어서 말린 다음 볶아 차로 끓여 마신다.

⑻ 코로 호흡하기

항상 코로 호흡하고 입으로 호흡하지 말아야 한다. 이 기체는 코의 안쪽에 가장 많이 존재하므로 코로 호흡하면 공기의 흐름이 산화질소를 풍부하게 만들고 이것이 동맥의 확장을 돕는다는 것이다.

14. 활성산소는 면역력을 떨어뜨린다

우리의 체내에 활성산소가 많아지면 병에 대항하는 최전선인 면역 체계가 무너진다. 즉, 활성산소가 있으면 면역 세포의 이동력이 떨어지고 암세포의 살상력도 저하되기 때문에 암세포를 공격하지 못할 수도 있는 것이다.

15. 모든 질병의 90% 정도가 활성산소 때문이다

미국 존스홉킨스 의대 연구팀은 인간이 마시는 산소의 양 중에서 약 2% 정도가 활성산소라고 밝혔다고 한다. 이 물질은 세포와 단백질에 붙어 본래의 형태를 변형시키는 동시에 본래의 기능도 망가뜨리는 것이다. 그야말로 가공할 이 테러분자는 체내 이곳저곳을 활보하면서 혈관은 물론 관절 등 모든 장기에 질병을 야기하게 된다. 이 물질은 특히 과식, 구운 음식, 튀김, 스트레스 등으로 인해 급속히 증가하는 반면 우리 인체는 노화하면서 효소는 갈수록 더 고갈하게 된다. 인체에 반드시 존재해야 할 이 필수적인 물질인 효소는 40대가 되면 절반으로 감소하고 80대가 되면 거의 자취를 감춘다고 한다. 그러기에 우리는 우리의 생명체를 안전하게 보전하기 위해 효소가 듬뿍 함유된 식품을 선별해서 섭취함과 동시에 효소를 고갈시키는 가공식품, 튀김, 화식 등을 철저히 배제해야 할 것이다. 이와 동시에 활성산소를 무력화시키는 항산화효소인 SOD, 카탈라아제, 글루타싸이온 등과 같은 물질을 섭취해야 할 것이다.

건강의 1등공신들

우리 인체는 생체나이와 달력나이가 서로 달라서 올 때는 순서대로 왔지만 갈 때는 순서대로 가지 않는다. 다시 말해 늦게 태어난 사람이 일찍 태어난 사람보다 먼저 사망할 수도 있다는 것을 말한다. 우리는 여기서 하나 주목해야 할 용어가 있다. 즉, 텔로미어(telomere, 세포 속에 있는 염색체의 양쪽 끝부분을 말하는데, 세포와 DNA가 감소하는 것을 차단하여 세포가 정상적으로 작동하게 하는 역할을 함)란 것인데, 이 텔로미어의 길이가 긴 사람은 장수하고 짧은 사람은 단명한다는 것이다. 어떤 이는 굵고 짧게 살다가 간다라고 하지만 그렇다고 맘대로 되지 않는 게 인명인 것이다. 누가 짧게 살다가 가기를 바라겠는가? 이왕이면 좀 더 살기를 바랄 것이다. 그렇다면 어떻게 하면 이 장수의 최대 요인인 텔로미어의 길이를 길게 할 수 있을까? 무엇보다 먼저 건강한 식단으로 소식하는 것이다. 그리고 운동도 빼 놓을 수 없다. 또 잠을 잘 자야 하는 것이다. 이런 요인들만 순조롭게 이루어지면 누구나 장수의 꿈을 이룰 수 있을 것이다. 더구나 현대와 같은 '100세 시대'에는 더 순조롭게 소기의 목적을 달성할 수 있을 것이다. 다만 어떤 방식으로 소식하고 어떤 방식으로 운동을 하며 어떻게 단잠을 잘 수 있는가가 장수의 기본적인 요인이 되는 것이다. 그런데 이 텔로미어는 스트레스에 가장 취약하다는 것이다. 즉, 스트레스를 받게 되면 이 장수 요인인 텔로미어가 급격히 감소한다는 것이다. 그래서 비록 우리가 소식, 운동, 단잠을 원만하게 해결한다고 하더라도 스트레스 해소에 취약하면 텔로미어의 연장을 기대할 수 없게 되는 것이다. 따라서 우리는 평소 스트레스에 적절히 대항할 수 있는 방법을 찾도록 해야 함과 동시에 스트레스가 발생하지 않는 생활을 할 수 있도록 해야 할 것이다.

사실 텔로미어는 우리 인체의 염색체 말단에 존재하는데, 이 텔로미어가 극단적으로 작아질 경우에는 세포 분열도 중단하면서 사망에 이르게 된다고 국제학술지의 연구 결과로 발표된 바 있다. 우리는 이 텔로미어를 일명 '노화시계'로 불리게 된 것을 알게 되었다. 다시 말해 이 '노화시계'를 잘 관리해야 장수할 수 있다는 말이다. 천수를 누리느냐 아니면 단명하느냐의 차이가 바로 이 '노화시계'의 차이 때문이라고 한다. 운동을 안 하거나 적게 할 경우에도 이 '노화시계'가 짧아지고 스트레스를 많이 받으면 '노화시계'는 더 짧아진다는 것이다. 불량 식품을 섭취할 경우에도 짧아지고 폭식, 과식, 과음의 경우에도 짧아진다고 한다.

다시 말해 단명하는 사람은 상기한 내용과 같이 분명히 자연의 이치에 따르지 않고 비자연에 가까운 행동이나 먹거리에 탐닉하는 사람이었다는 사실을 인식할 필요가 있다.

가령 우리가 50세가 된 사람을 예를 든다면 건강할 경우에는 40세로 보일 수 있을 것으로 추정할 수 있고 병약한 경우에는 60세로 보일 수 있다고 보면 두 경우에 20년의 차이가 생긴다. 이와 같이 우리는 단순히 달력나이로 평가할 것이 아니고 건강나이, 즉 생물학적 나이는 텔로미어의 길이가 짧으냐 아니면 긴가의 차이에서 발생하게 됨을 알 수 있을 것이다. 결국 노화의 속도가 느리냐 아니면 빠르냐의 차이인데, 이것이 바로 식습관과 생활습관의 차이에서 나타나는 현상이라고 볼 수 있다. 스트레스에 시달리거나 운동 안 하거나 또는 적게 하거나 폭음이나 과식하면서 인생을 대충 살면 반드시 '노화시계'가 짧아지게 되어 있는 게 자연의 이치이다. 인류 최고로 처참한 병인 치매의 경우도 결국 식습관과 생활습관이 불량한 데서 발생하게 됨을 인식할 필요가 있다. 사실 치매 중 알츠하이머치매는 전체 치매 중 약 60%에 해당한다고 통계로 나와 있지만 그 발병 원인은 고령자, 경도 인지 장애가 있는 자, 콜레스테롤 수치가 높은 자, 아포(APO)E4 유전자 보유자, 가족이 질병에 걸린 적이 있는 자 등의 요인이 있으나 아직까지도 정확하게 밝히지 못하고 있는 실정이라고 알려진다.

우리 인류의 항구적인 최대 욕망은 예나 지금이나 마찬가지로 건강하게 오래 사는 것이라는 데 초점이 맞춰줘 있다. 하지만 욕망만 그렇지 실제 생활 자세는 사람마다 천차만별이다. 대충 사는 사람이 있는가 하면 또 어떤 사람은 노화 속도를 최대한 늦추려는 지혜를 가진 자도 있다. 그 차이가 생물학적 나이의 차이가 되고 텔로미어 길이의 차이로 나타나게 되는 것이다.

그렇다면 텔로미어의 길이를 연장할 수 있는 좋은 식습관의 목록에는 무엇이 있을까? 좋은 식습관이란 바로 나쁜 식습관이 아니라는 점이다. 우리는 단명을 막을 수 있도록 텔로미어를 길게 하는 식품을 찾아야 하는데 그게 바로 세포를 재생시킬 수 있는 식품이라는 것이다. 즉, 영양소 함량은 높으면서 열량이 낮은 식품을 찾아야 한다. 산소와 영양소가 세포에 제대로 공급되면 좋은 세포가 형성되는 것으로 건강한 신체를 유지할 수 있는 것이다. 그래야 텔로미어를 길게 할 수 있는 것이다. 그래서 세포의 화학공장인 미토콘드리아(mitochondria)가 인슐린 리셉터(insulin receptor)를 통해 들어온 포도당으로 에너지를 생성하는 본래의 기능을 순조롭게 수행할 수 있도록 해야 한다. 하지만 췌장 주변이 불량 기름으로 인해 인슐린의 분비가 차단되면 인슐린 리셉터, 즉 인슐린 수용체의 문은 열리지 않게 된다. 따라서 모든 음식의 최종 산물인 포도당이 세포 속으로 들어갈 수 없게 된다. 평소 우리는 고지방단백질의 섭취를 자제하고 있다. 인슐린을 분비하는 췌장이 특히 기름에 취약하기 때문이다. 가공식품인 아닌 자연에서 생산되는 자연 그대로의 식재료를 소식하면 텔로미어의 길이를 연장할 수 있게 된다. 우리는 평소 자연식이란 말을 자주 듣게 된다. 가공하지 않아 세포 속에 들어가면 미토콘드리아에서 연소되어 인체의 활동원인 에너지가 만들어지게 된다. 만약 이를 역행하면 미토콘드리아는 기능을 잃고 대량의 그을음, 즉 활성산소를 대량으로 방출하여 프리라디칼이란 악당을 인체 전체에 악영향을 미치게 한다. 하지만 가령 해조류, 십자화과의 대표적인 채소인 양배추 · 브로콜리 · 케일, 토마토, 마늘, 콩류, 올리브유, 계란, 견과류 등의 우량한 식단으로 식생활을 영위하면 좋은 세포가 만들어지는 것이다.

그런데 우리는 여기서 또 다른 차원에서 장수의 비결을 찾을 수 있게 된다. 그것은 우리 체내에 보유하고 있는 효소, 즉 소화효소와 대사효소의 보유량이 많은가 혹은 적은가에 따라 장수할 수도 있고 단명할 수도 있다는 것이다. 다시 말해 체내에 효소량이 풍부하면 면역시스템이 정상적으로 작동하여 미연에 질병을 예방할 수 있기 때문이다. 즉, 효소의 소모를 막으면 장수할 수 있는 것이다. 과식으로 효소 소모가 많아지면 분명히 단명하게 되어 있다.

그렇다면 우리는 여기서 효소에 대해 다시 한 번 고찰할 필요가 있다. 효소란 음식물의 소화 및 인체의 생명 유지에 중요한 역할을 하는 활성화된 단백질로서 음식물을 영양소로 분해하고 흡수되는 것을 도와 각종 대사 작용을 정상적으로 만들어주는 물질을 말한다.

효소는 색상이 없고 투명하며 1억분의 1밀리에 불과한 단백질 조각으로서 수정과 같이 4각형, 5각형 또는 원 모양을 하며 육안으로는 식별이 불가능하고 전자현미경으로나 볼 수 있는 물질이다.

효소는 생명을 유지하는 기본 물질로서 생물은 효소 없이는 단 한시도 생명을 유지할 수 없다. 즉, 한시도 쉬지 않고 진행되는 모든 생화학 반응이 효소를 매개로 하는 촉매 작용에 의해 이루어지는 것이다. 기계를 정비하는 데 기름이 필요하듯 인체에는 효소가 필요하다. 인체는 하루에 50억 개나 되는 세포를 생산하는 초정밀 기계나 다름없는데, 효소는 우리 몸 안에서 파괴된 세포를 제거하고 건강한 세포를 만드는 데 윤활유와 같은 역할을 한다. 다시 말해 효소는 우리 몸속에서 소화, 노폐물 배출, 해독, 살균 작용이 잘 이뤄지게 돕는다.

필수 영양소인 비타민이나 미네랄도 이 효소 없이는 아무 기능도 할 수 없다. 우리 인체에서 효소가 얼마나 중요한지 짐작할 수 있다. 그야말로 효소는 인체에서 '생명의 촉매' 역할을 하고 있는 것이다.

우리 인체의 60조 개나 되는 세포를 관리하는 효소는 약 300만 개나 되는 역할을 수행하고 있다. 우리가 아무리 다양하게 생식을 해도 역부족인 것은 사실이다. 따라서 소식과 더불어 효소 제품을 보충해주면 우리의 체내 환경을 건강하게 만들 수 있을 것이다.

나이가 40을 넘어서면 효소가 급감하고 체력도 하강하기 시작한다. 게다가 과식, 스트레스, 각종 공해에 시달리다 보면 효소가 고갈되기 마련이다. 효소는 음식의 소화, 흡수, 분해, 노폐물의 배출, 유독 물질의 분해 및 해독, 혈액의 정화, 세포의 부활, 항균 등 각종 역할을 하는데, 부족하거나 고갈되면 이러한 역할을 제대로 수행할 수 없게 된다. 결국 면역력의 약화로 인해 질병을 초래하게 된다.

우리가 질병을 초래하게 된 배경에는 반드시 그 원인이 있게 마련이다. 즉, 우리는 인공 감미료 등 각종 첨가물이 많이 들어 있는 몸에 나쁜 음식을 가리지 않고 섭취하기 때문인 것이다. 그런 식품류에는 효소가 있을 리만무한 것이다.

우리는 효소가 고갈되기 전에 미리 외부에서 효소를 보충해줘야 한다. 효소는 주로 과일, 채소, 곡물에 많이 들어 있다. 하지만 우리는 굽고, 튀기는 등의 조리를 거친 가공식품이나 육류를 주로 먹어 효소를 제대로 섭취하지 못하고 있다. 생식을 한다거나 최근 열풍이 불고 있는 효소 제품이나 발효 효소 음료를 보충해서 마시면 건강에 좋을 것이다.

※ 효소의 역할

우리가 섭취한 음식물은 입, 위, 췌장에서 분비된 효소의 작용에 의해

분자 단위로 분해되어 영양소로 전환된 후 간, 근육에 저장되며, 이러한 영양소는 폐에서 산소와 혼합되어 혈관을 통해 몸 전체로 이동된다.

이와 같이 체내 전반으로 보내진 영양소와 산소는 인체 활동의 에너지와, 세포를 새로 만드는 원료로 사용된다.

이러한 과정은 효소와 비타민, 미네랄의 공동 작업으로 형성되는 것이다. 즉, 비타민과 미네랄이 조효소로서 효소의 작용을 돕는 것이다.

우리 인체의 60조 개의 세포 중 2%에 해당하는 1조 2,000억 개가 매일 죽고 새로 탄생하게 되는데, 1초로 계산하면 1,380만 개가 된다.

그러므로 이러한 엄청난 일을 수행하는 효소가 부족할 경우 신진대사에 지장이 초래되고, 면역력이 약화되는 것이다. 효소를 보충하여 면역력을 키워야 하는 이유가 바로 여기에 있는 것이다.

※ 효소의 6대 생리 작용

(1) 소화 · 흡수 작용

우리가 음식을 섭취하면 위장, 소장을 거치면서 프티알린, 펩신, 트립신, 에렙신, 라이페이스와 같은 여러 종류의 효소가 나와 각종 영양소를 분해하여 흡수하기 쉬운 상태로 만들어 세포의 영양분 및 각 장기의 에너지로 흡수시킨다. 또한 소화 흡수 기관에서 여러 효소를 만들어 혈액을 통해 신체 전체의 필요한 곳으로 보낸다.

(2) 분해 · 배출 작용

효소는 질병이나 염증 부위의 노폐물이나 세포에 쌓인 노폐물을 분해하여 땀이나 소변으로 배출시키는 작용을 한다. 또한 산성 체질 시 나타나는 주원인 물질인 피루브산[초성포도산]과 젖산을 분해하기 때문에 피로를 회복시킴과 동시에 권태감을 없애주고, 신경에 영양분이 되는 물질을 체내에서 생성되도록 도와주며 체내의 모든 영양분을 관장하여 에너지가 생성되도록 촉진시켜준다.

(3) 항염 · 항균 작용

염증이 발생하면 효소가 백혈구를 운반하고 그 활동을 도와 상처받은 세포의 치유력을 높여주고 소염작용을 촉진한다.

(4) 해독 · 살균 작용

간 기능을 강화시켜 외부에서 들어온 독소를 해독시키고, 화농균에 대해서는 강력한 살균작용을 한다.

(5) 혈액 정화 작용

혈액 속의 독소와 노폐물을 분해하여 배출한다. 또한 콜레스테롤을 용해하여 약알칼리성의 혈액으로 개선하며 혈류의 흐름을 좋게 한다.

(6) 세포 부활 작용

낡은 세포와 새로운 세포를 교체한다. 따라서 이와 같은 여러 작용에 의해 인체의 체내 환경이 정비되고 자연치유력이 강화되어 젊음과 건강이 유지될 수 있는 것이다.

※ 효소의 특징

현대인의 식생활에는 정백식품, 가공식품, 각종 첨가물로 오염돼 있어 효소가 없는 것이 특징이다. 효소의 중요성이 강조되면서 각종 제품이 쏟아져 나오지만 현대인의 식생활을 보충하기엔 역부족이다. 즉, 식품 자체에 있는 효소를 섭취함으로써 부족한 효소를 보충해주지 않으면 만성 질환을 유발하기 쉽다.

효소는 질병을 치료하는 만병통치약은 아니지만 음식물의 소화 · 흡수를 돕고 체내의 노폐물과 독소를 배출해 신진대사를 활성화시키는 데 있어 없어서는 안 될 물질이다.

생식을 비롯해서 각종 채소, 과일 등 자연식품 자체에 들어 있는 효소를 매일 먹는 것이 급선무인 것이다. 이와 같이 일상적인 식생활에서 제대로 효소를 보충해 주기만 해도 우리 인체는 각종 질병으로부터 안전을 유지할 수 있을 것이다.

우리는 평소의 잘못된 식생활과 각종 공해, 가공식품 등의 피해로 인해 발병의 원인이 되는 산성 체질로 기울어져 있는 상태가 대부분일 것이다. 그렇기 때문에 올바른 식생활로 전환하여 체질을 약알칼리성으로 바꿔줘야 한다.

체질 개선의 중요성이 바로 여기에 있는 것이다. 일단 체질이 개선되어 약알칼리성으로 되면 질병에 대한 저항력이 생겨서 질병에 걸릴 확률이 줄어드는 것이다. 즉, 체내에 효소가 풍부하기 때문에 자연치유력이 향상되는 것이다. 자연치유력이야 말로 내 몸안에 있는 의사나 다름없는 것이다.

우리는 이 자연치유력을 향상시키기 위해 매일 효소가 듬뿍 든 채소와 과일을 섭취하는 동시에 발효식품인 청국장, 김치, 요구르트 등도 매일 섭취하고, 효소가 없는 육식, 화식, 가공식품 등을 멀리해야 할 것이다.

하지만 몸에 나쁜 식품을 의도적으로 배제하지 않은 채 과거의 식사 패턴에 젖다가는 언젠가는 체질이 산성화로 기울어 약국이나 병원의 문을 두드리는 사례가 나타날 것이다. 내 몸은 내가 관리해야지 누구에게 고쳐달라고 의지한단 말인가?

이 시대에 왜 자연의학이란 말인가? 할 정도로 현대의학이 자연의학을 과소평가하지만 현대의학으로 고치지 못하는 질환이 어디 한두 가지인가?

우리는 의사에게 매달리기 전에 자신의 몸안에 자신의 몸을 고칠 수 있는 자연치유력을 풍부하게 갖출 필요가 있는 것이다. 즉, 약을 찾지 않을 정도로 면역력을 충분히 기를 필요가 있는 것이다. 바로 자연이 이 면역력을 가져다주는 것이다. 채소도 자연이고, 생식도 자연이고, 과일도 자연이다. 또한 발효식품도 자연인 것이다. 양약을 찾지 말고 자연에서 생산되는 자연 그대로의 약을 먹자는 것이다. 그 속에는 온갖 영양소가 듬뿍 들어 있기 때문이다. 자연치유력을 길러주는 각종 비타민과 미네랄, 섬유질 그리고 최근 붐을 일으키고 있는 식물영양소까지 그야 말로 이것이 약이 아니고 뭐란 말인가! 의성 히포크라테스는 음식으로 못 고치는 병은 약으로 도 못 고친다고 하였다. 중국 고대의 사고방식인 의식동원이라는 말과 같이 음식이 바로 약인 것이다.

1. 물

물은 우리 인간의 가장 대표적인 '디톡스' 식품이다. 우리 인체는 항상 독소가 생성되기 마련인데 무엇보다도 먼저 물로 제독(除毒)하는 것이 중요하다. 물이 부족하면 체내에 독성물질이 쌓여 대사에 장애를 나타내게 된다. 물은 어떤 치료약보다도 강한 효능을 발휘하기 때문에 심지어 암도 예방할 수 있다. 물의 중요성은 인체의 구성 요소 중 대부분을 차지하고 있다는 사실로 확인할 수 있다. 영유아의 경우는 약 85%가 물로 구성되어 있지만 성인은 70% 정도가 물로 이루어져 있다. 인체가 차지하는 물의 비중이 이처럼 많지만 체내에 1~2%만 부족해도 심한 갈증과 괴로움을 느끼게 된다. 손실되는 양이 5%에 달하면 반 혼수상태에 빠지며 12%를 상실하면 생명이 위태롭다.

체내의 독소를 배출시키는 대표적인 해독 식품인 물은 체내에서 영양분의 소화와 흡수에 도움을 주며 체온 조절, 혈액 순환 등 생명을 유지하는데 필수적인 역할을 한다. 따라서 생명 유지에 필수적인 물을 많이 마실 필요가 있다. 생수가 싫다면 보리차나 옥수수차가 적당할 것이다. 청량음료나 커피는 물이 아니므로 물로 대신할 수 없다. 물을 충분히 섭취하지 않은 채 이뇨 작용을 하는 음료를 많이 마시는 습관은 수분의 부족을 증가시킬 뿐이다. 물이 부족하면 쉽게 피로하고 피부가 건조해지며 변비에 시달리기도 한다.

물에는 칼로리도 없고 영양 성분도 없지만 그 자체가 인체에 필수적인 영양분임을 인정하지 않을 수 없다. 인체 내의 수분은 세포의 저항력을 높여 각종 세균과 바이러스 등의 침입을 막고, 몸속의 유해 물질을 배출시킨다. 또한 신진대사의 핵심 기능을 수행한다.

물은 영양소는 없지만 대사 활동에 관여하는 건강의 기초가 되는 물질이기 때문에 물을 충분히 마시지 않으면 여러 가지 질병이 발생할 수도 있다.

사실 물이 인체에 이렇게 지대한 영향을 미치고 있지만 그 중요성을 모르는 경우도 있을 것이고 또 노년층의 경우에는 노화가 지속되면서 물을 마셔야 하는 감각마저 느끼지 못하는 사례가 비일비재하다는 것이다. 하루에 겨우 1~2잔 정도가 될까? 이 인체에 필수적인 물을 기피하고 있는 것이다. 그 결과는 어떻게 될 것인가?

※ 물은 하루 종일 최대한 많이 마신다

물을 충분히 마시지 않으면 우리 인체가 스트레스에 휩싸이게 된다. 신장 기능이 약해지고, 담석과 신장 결석이 생기며 면역력이 손상된다. 그러므로 매일 물을 많이 마시는 습관을 들여야 한다.

물은 의도적으로 조금씩 자주 마시는 것이 좋지만 식전 30분부터 식후 1시간까지는 소화와 흡수를 방해하므로 피해야 한다. 위액을 묽게 하기 때문이다. 녹차와 커피의 경우는 카페인으로 인해 섭취량의 1.5배의 수분을 배출시키는 역효과를 가져오므로 여러 번 마실 경우에는 배출된 양을 감안하여 물을 보충해주어야 한다.

즉, 녹차인 경우는 커피에 비해 카페인 함유량이 1/5 수준이지만 녹차를 많이 마신다면 그에 상응해서 수분도 많이 배출된다는 사실을 염두에 두어야 할 것이다.

우리 몸에서 하루에 물이 빠져나가는 양을 보면 호흡으로 300ml, 땀으로 500ml, 소변으로 1,500ml, 대변으로 200ml가 되어 총 2,500ml나 된다. 특히 고령자들은 체중에 비해 체내 수분 함유량이 적기 때문에 조금만 땀을 흘려도 탈수가 오지만 정작 자신이 물을 먹어야 하는지를 느끼지 못한다. 하루에 2.5L는커녕 1L조차도 안 마시는 경우가 허다하기 때문에 의도적으로 물을 많이 마시는 습관을 들여야 할 것이다.

하루에 2.5L를 섭취하는 경우를 계산해보면 음식으로 섭취하는 수분이 약 500ml 정도는 되니까 나머지 2,000ml는 음료수로 마셔야 하는 양으로 계산해볼 때 200ml 양의 컵으로 10잔 정도가 될 수 있다. 2L로 계산할 경우 8잔이 될 것이다. 이런 습관을 일주일, 한 달 정도 들이면 소변에 냄새도 없고 색깔도 깨끗하게 된다. 병이 생길 이유가 없다.

조물주가 인간을 설계할 때 물을 마시도록 설계했지 콜라나 사이다를 마시라고 설계하지 않았을 것이다. 인간도 자연의 일부, 즉 소우주이므로 자연의 원리에 어긋나지 않게 살아야 되는 것이다. 물 한 컵을 30분~1시간 간격으로 약 3분 동안에 천천히 마시는 습관을 들여 보자. 넉넉잡고 한 달만이라도 이렇게 해보자, 그야 말로 물로 몸을 대청소하자는 것이다. 분명히 몸에 청신호가 올 것이다.

또한 물은 티림프구를 활성화하는 데 아주 중요한 역할을 한다. 기름기는 티림프구를 약화시키지만 물은 티림프구에 대단히 좋다. 하루에 최소한 6잔(최대한 10잔)은 마시되 식사 직전이나 식사 중일 때는 반드시 피해야한다. 특히 새벽의 공복에 마시면 체내의 독소를 콩팥이 씻어내는 데 굉장히 편리하다.

이와 같이 우리는 항상 물을 최고의 인체 해독제로 생각하면서 물마시기를 게을리 하지 말아야 할 것이다.

그런데 문제는, '모든 사람이 매일 2L의 물을 마시는 게 좋다고 말할 수 없다'라고 하는 점이다. 즉, 어떤 사람에게는 물이 신진대사를 돕고 노폐물을 배출시켜 인체를 건강하게 하고 혈액을 맑게 하는 데 지대한 역할을 하지만, 다른 사람에게는 물이 오히려 신진대사를 방해하는 독이 될 수도 있다고 한다. 따라서 물에 대한 찬반론이 있다는 점을 참고 사항으로 알아두는 것도 좋을 것 같다.

2. 소식

우리는 평소 '頭寒足熱腹八分'이란 말을 자주 듣는다. 하지만 '腹七分'이면 의사가 필요 없다라는 말도 듣게 된다. 다시 말해 소식이 중요한 이유가 바로 여기에 있다.

그런데 과식은 체내의 활성산소를 늘리고 암세포도 늘린다는 사실 때문에 긴장하지 않으면 안 될 일이다.

우리는 평소 과유불급(過猶不及)이란 말을 듣는다. 하지만 이 말을 항상 기억하지는 않는다. 왜냐면 그 말의 뜻만 알지 실제 우리의 실생활에서 적용되는지 안 되는지 별로 관여하지 않기 때문일 것이다. 하지만 잘 생각해 보면 인간의 욕심은 한계가 없고 먹는 것도 배가 꽉 차야 직성이 풀리는 경우가 허다할 것이다. 그런데 살아가면서 반드시 집고 넘어가야 할 문제가 바로 욕심이 아닌가 한다. 욕심이 과하면 큰 낭패를 보기 일쑤고, 과식하면 체하기가 일쑤다. 과유불급의 '과'자와 과식의 '과'자는 똑같이 지나치게 많다는 뜻이 아닌가! 우리는 과유불급이란 사자성어를 머리 깊이 새기고 살면 인생에서 상당한 실수를 줄일 수 있을 것이다. 그와 더불어 과식을 하지 않으면 인체에 엄청난 이득을 안겨줄 것이다. 스트레스도 없고, 활성산소도 없고, 혈당도 오르지 않고, 정신도 맑아지는 등 그야 말로 수많은 혜택을 받을 수 있을 것이다.

우리의 식습관 중 나쁜 것 하나가 바로 과식이라고 할 수 있다. 과식은 체내의 활성산소를 늘리는 결정적인 요인일 뿐 아니라 암세포를 늘려 생명을 단축시키는 요인이 되기 때문이다.

과식하여 체내에 활성산소가 증가하면 세포를 사멸시키는 신호 전달 물질이 많아져 정상 세포가 파괴되고, 사이토카인(cytokine)과 같은 염증 물질이 분비돼 만성 염증이 발생하게 된다. 즉, 과식으로 인한 과다한 영양소와 산소가 활성산소를 만드는 원료로 작용했기 때문이다. 또한 요산, 피루브산, 락트산, 아미노산, 암모니아, 스카톨, 인돌 등의 각종 노폐물이 발생하여 혈액을 오염시키게 된다. 따라서 병을 키우지 않으려면 일찍부터 의도적으로 과식을 삼가는 습관을 들이지 않으면 안 될 것이다.

과거로부터 '많이 먹어라'란 말을 자주 듣던 사람들은 무의식적으로 많이 먹는 습관이 몸에 배어버린 것이다. 하지만 이제는 의도적으로 소식하는 데 전력을 기울여야 무병할 수 있다는 사실을 명심할 필요가 있다.

※ 과식, 화식, 가공식품, 정크식품으로 체내 효소를 소모시키지 않아야 한다

통계에 의하면 우리 식탁에 올라온 음식물의 90%에는 효소가 없다고 한다. 가공된 음식과 조리된 음식에 효소가 없기 때문이다.

효소는 단백질이기 때문에 온도가 상승함에 따라 단백질의 열변성이 일어나 활성을 가진 효소의 농도가 감소되어서 반응 속도가 지연된다. 다시 말해 섭씨 45도 정도까지는 반응 속도가 온도와 함께 증가하지만, 45도 이상에서는 열변성이 문제가 되어 55도가 되면 촉매 능력을 잃게 된다.

가공식품에는 효소가 없으며 게다가 가공식품에 들어 있는 각종 식품 첨가물이 더 큰 문제가 된다. 맛을 좋게 하고 색깔을 보기 좋게 하며 부패하지 않게 하기 위해 각종 방부제, 색소, 향료 등이 첨가되고 있다.

이러한 인체에 유해한 이물질을 분해해 체외로 배출하는 것 또한 효소가 하는 역할 중 하나다. 따라서 효소를 소모시키지 않기 위해 이러한 효소가 들어 있지 않은 음식을 배제하고 효소가 듬뿍 든 채소와 과일 등을 항상 섭취해야 할 것이다.

※ 인체 내 효소의 양

체내 효소의 양은 한정돼 있으므로 효소를 다 사용해 버리면 세포나, 효소를 분비하는 장기는 피로해져 질병을 유발하게 된다. 그러므로 효소가 고갈되기 전에 식습관 등을 개선하여 생활습관병에 걸리지 않도록 만전을 기해야 한다. 그리고 체외에서 효소(채소, 과일, 발효식품)를 많이 보충해 주어야 한다. 우리가 질병에 걸리는 이유는 대사효소가 제 기능을 다하지 못하기 때문이다. 즉, 과량의 음식을 소화시키느라 소화효소뿐 아니라 대사 기능을 담당하는 대사효소까지 모조리 동원되기 때문이다. 과식은 중노동이라는 사실을 망각해서는 안 된다. 즉, 효소가 과량의 음식을 소화시키

느라 중노동에 시달리게 되는 것이다. 우리 모두는 이 '과식 중노동'을 절대 피해야 한다.

그런데 우리가 비록 선천적으로 좋지 못한 유전자를 받아 질병에 취약한 상태가 된다고 하더라도 후천적으로 훌륭한 식습관과 생활습관을 개발하면 얼마든지 좋은 유전자를 확보할 수 있다는 연구 결과가 나왔는데 그것은 특히 효소가 풍부하게 함유된 식품을 섭취하면 된다는 것이다. 다시 말해 효소가 풍부한 음식으로 양질의 영양소를 섭취하여 장내에 유익균이 잘 서식하는 환경을 만들어 주는 것이다. 우리의 장내에는 70%나 되는 면역세포가 존재하는데 그로 인해 면역력을 키울 수 있는 것이다. 즉, 좋은 음식을 섭취하여 장내 환경을 조성하면 후천적으로도 좋은 유전자를 확보할 수 있는 것이다. 따라서 우리는 항상 효소가 풍부한 음식을 외부로부터 섭취해야 할 것이다.

※ 연령대별 효소의 양(영유아기 때의 효소의 양을 100%로 기준해서 설정한다.)

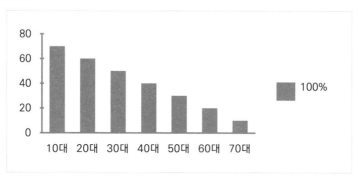

도표에서 확인할 수 있듯이 70대 이상으로 올라가면 효소가 거의 고갈 상태에 이르게 되는 것이다. 다시 말해 효소의 양이 줄어들기 때문에 체형에 변화가 나타나는 것이다. 그러므로 효소가 풍부한 채소와 과일부터 매일 적극적으로 섭취해야 인체의 노화를 지연시킬 수 있다.

※ 효소 부족 시 발생하는 증상

(1) 식후에 권태감, 졸림, 트림, 가스 등이 발생한다.

(2) 피부가 거칠어지는 증상이 나타난다.

(3) 위가 아프고 불쾌감이 생긴다.

(4) 생리통과 생리 불순이 있다.

(5) 불면증이 생긴다.

(6) 몸이 어지럽다.

(7) 배설물에 악취가 난다.

(8) 아토피가 생긴다.

(9) 복부가 팽만하고 경련이 일어난다.

(10) 두통이 생긴다.

※ 효소의 종류

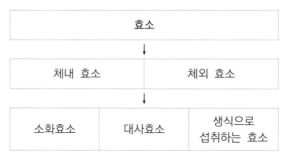

※ 소식의 습관화

소식의 습관은 고난의 길이지만 항상 '자기 암시'로 공복을 극복하는 용기를 가져야 한다.

남들이 맛있는 음식을 먹을 때는 우리 모두 그런 미식의 유혹을 이겨내기 어려울 것이다. 그렇기 때문에 최면을 걸어야 한다. 즉, '나는 이 공복으로 건강할 수 있고, 머리가 좋아지고 운명도 트인다'는 최면 말이다. 이런 습관을 들이는 데는 고난이 따르겠지만 그래도 끈기를 가져야 할 것이다. 그리하여 마침내 복팔분(腹八分)이 아닌 복칠분(腹七分)의 경지에 도달하면 남들이 배불리 먹고, 또 음식점에서 공짜 '무한리필' 하는 것을 볼 때도 아무런 반응이 없을 것이다. 이제는 과식에서 해방되어 음식 집착을 벗어나면 마침내 목표에 도달한 것이 될 터이니 이 어찌 행복하지 않다고 말할 수 있겠는가?

소식이 정말 중요한 이유는 또 있다. 우리가 당뇨병의 발병 원인을 두고 볼 때, 설탕의 과잉 섭취로 생각하지만, 실제로는 설탕뿐 아니라 이것저것 많이 섭취한 결과, 즉 다시 말해서 탄수화물, 단백질 그리고 지방을 과잉 섭취한 결과로 본다. 왜냐면 이러한 모든 음식들은 결국 최종적으로 포도당으로 분해되기 때문이다. 포도당이 혈관에 넘쳐나면 그 결과는 뻔하지 않겠는가? 그러기에 우리가 왜 소식이 중요하지 않다고 하겠는가? 그 쓰레기 같은 '무한리필' 따위는 당장 던져버리는 것이 현명할 것이다. 우리는 '기업 논리' 또는 '장사 논리'에 놀아나서는 안 될 것이다. 너나 나나 휘둘리는 군중 심리에 휩쓸리지 말고 각자도생의 현명한 길을 찾아 나서자! 이 책을 읽는 독자들은 부디 '무한리필'이나 즐기면서 인생을 대충 살아가는 사람이 되지 않기 바란다. 다시 한 번 강조하건대 '식탐은 명 재촉의 지름길'이라는 철학을 꼭 가슴 깊이 간직하면서 생활해야 할 것이다.

강남(양쯔 강 이남이나 베트남으로 알려져 있음)가는 제비도 먼 길을 갈 때 몸을 비운다고 한다. 이것은 자연의 이치! 몸이 무거워서는 장거리를 뛸 수가 없다. 우리 인생은 장거리 여행, 마라톤 경주를 하는 것에 비유할 수도 있을 것 같다. 배가 잔뜩 부른 상태에서는 움직이기도 싫고 운동도 하기 싫다. 자연의 원리에 역행했기 때문에 움직이기 싫어하는 것이 된 것이다. 몸은 항상 가벼워야 하거늘 다시 말해 소식하여 자연의 순리에 역행하지 않는 철학이 필요할 것이다.

3. 운동

운동이 항암제 역할을 할 수 있을까? 다소 의아한 질문일 수 있으나 이 말은 사실이다. 사실 운동은 암 예방은 물론 암세포의 성장 속도를 60%까지 감소시킬 수 있다는 연구 결과가 나와 주목을 받고 있다. 그 사실은 이렇게 밝혀졌다. 첫째 운동을 하면 근육에서 '아드레날린'이란 호르몬이 분비되면서 혈관에 '자연 살해 세포'가 모이게 된다. 둘째 이때 근육에서 '인터루킨-6'이란 단백질이 분비되면서 '자연 살해 세포'를 암세포가 있는 곳으로 유도하여 암세포의 성장 속도를 최대 60%까지 감소시키게 되는 원리이다. 사실 우리 인체는 초정밀기계나 다름없다. 정교한 톱니바퀴가 서로 유기적으로 맞물려서 돌아가고 있다. 어느 하나 삐끗하게 되면 그와 맞물린 톱니 역시 삐걱거리게 된다. 생체일자(生體一者)라고나 할까? 다시 말해 '우리 몸은 전체가 유기적으로 통합된 하나'라고 해야 한다. 우리는 천수답에 관개 시설(灌漑施設)을 하고자 저수지 등 수원지를 확보한다. 그냥 하늘만 바라보면서 자연을 비효율적으로 방치해서는 안 될 것이다. 우리 인체도 이와 다를 바 없다. 미리 체력을 저축해 두어야 노후의 제반 위험 요인을 방지할 수 있는 것이다. 안거위사(安居危思)라는 말이 있다. 즉, 편안할 때 어려움이 닥칠 것을 미리 대비해야 한다는 말이다. 우리 모두는 편안하면 마치 영원히 편안할 것만 같이 생각하게 마련이다. 하지만 그럴 일은 절대로 일어나지 않는다. 건강도 이와 마찬가지다. 건강할 때 자신만만해 하지 말고 건강할 때부터 열심히 건강을 저축하는 습성을 길러야 한다. 맛있는 것 실컷 먹고 운동 안 하는 습성 따위는 과감하게 던져버려야 한다. 그런데 운동은 그저 걷기만 하면 되는 것으로 착각하는 사람도 있지만, 근력운동도 반드시 병행해야 할 것이다. '노화는 다리, 즉 하체부터 온다'는 말이 있다. 우리의 인체에 산재해 있는 근육은 포도당을 저장하는 공간이기도 하다. 다시 말해 근육이 많아야 많은 포도당을 근육 세포에 흡수할 수 있게 되는 것이다. 하지만 운동과 동시에 단백질 섭취가 대단히 중요한데, 실제로 스페인에서 실시된 한 연구에서는 근력운동과 단백질 섭취를 병행한 결과 단순히 단백질만 섭취했을 때보다 노쇠점수가 무려 50% 이상이나 개선되었다는 것이다. 노쇠점수란 향후 낙상이나 질병에 노출될 수 있는 국제지표를 말한다. 만약 40~50대 이후 근력운동을 하지 않고 방치했을 때 매년 1%씩 근육량이 소실되어 10년 후에는 10%가 빠져나갈 것이다. 지팡이에 의지하는 사람을 볼 수 있을 것이다. 다 이유가 있다. 우리 모두 부지런히 건강을 저축하여 노년에도 팔팔한 인생을 살아보자.

운동은 또 뇌의 혈행을 원활하게 함으로써 뇌에 산소와 영양분을 충분히 공급하여 뇌세포에 많은 모세혈관을 형성하게 하기도 하며, 도파민, 세로토닌, 노에피네프린과 같은 신경전달물질도 한층 더 강화시켜 주기도 한다. 이와 같이 운동은 우리의 뇌를 효율적으로 만들어 주고, 집중력을 강화시켜 주며, 적응력도 강화해 주어 신경회로를 새롭게 구성할 수 있게 해준다. '흐르는 물은 썩지 않는다'는 속담이 있다. 다시 말해 고여 있는 피는 순환이 되지 않는 것과 같은 이치이다. 우리는 시간이 주어지는 되로 쉬지 말고 몸을 움직여야 한다. 그래야 혈관이 청소되는 것이다.

(1) 유산소운동

※ 걷기가 신체에 미치는 영향(산화질소의 증가로 혈관이 확장됨)

머리	뇌의 노화를 방지하고 스트레스를 해소
어깨	피로물질이 분해됨
심장 및 폐	심폐기능 강화
허리	올바른 자세를 유지시킴
무릎	원활한 혈행(血行)으로 부드러워짐
발	장시간 반복되는 발의 펌프작용으로 혈행이 좋아짐
뼈	뼈에 적당한 압력이 가해져 골밀도가 향상됨
전신의 피로	피로물질의 분해로 몸이 가분해짐
복부 비만	복부에 쌓인 체지방이 에너지원으로 사용됨

※ 계단 오르내리기

계단 오르내리기는 하체와 척추 근육, 심장 기능을 강화해주는 전신운동이라고 말할 수 있다. 계단을 오르고 내리는 동작은 허리를 바로 세우게 해주어 척추를 펴는 근육도 강화할 수 있다. 어떤 계단이라도 좋다. 아파트인 경우 고층까지 오르내리고 육교 또한 좋은 운동 요소가 된다. 1주일에 20층 이상 오르면 심근경색의 사망 위험을 20% 정도 감소시킬 수 있다. 또한 계단 오르내리기는 근육량이 늘어 기초대사량을 증가시키고 퇴행성관절염의 예방 효과도 있으며 몸의 균형 감각을 돕는 좋은 훈련이 된다. 나이가 고령화할수록 몸의 균형을 잡기가 어려워진다. 그러므로 평소 이 운동을 하는 것이 좋다. 하지만 고령일 경우 굴러 떨어져 사고를 당할 수 있으므로 반드시 난간을 잡고 오르내려야 할 것이다. 계단을 두 칸 오르면 8초 더 산다고 한다. 아파트 계단도 오르고 회사의 계단도 오르고 육교도 열심히 오르내리자. 체내의 모든 독소가 다 빠진다. 그게 바로 병 없이 사는 길이 아니겠는가? 그러면 계단 오르내리기의 의학적 효과에 대해 아래의 표를 보면서 알아보자.

계단 오르내리기의 의학적 효과	
폐활량	단기간에 산소 소모를 최대로 늘려 폐활량을 증가시킨다.
심근경색증	1주일에 20층 이상의 계단을 오르면 심근경색증으로 사망할 위험이 20% 감소된다.
척추 펴는 근육	계단 오르기 동작이 허리를 바로 세우게 하여 척추 펴는 근육을 강화한다.
대퇴 사두근	몸 근육의 30%를 차지하는 허벅지 앞쪽 근육[대퇴사두근(四頭筋)]을 강화한다.
낙상, 골절	양다리 교대 운동으로 인해 신체 균형감을 높여 낙상, 골절을 예방한다.
심폐 기능	계단 오르기를 지속적으로 할 경우 심박 수를 떨어뜨려 심폐 기능을 강화한다.
체지방, 뱃살	근육량이 증가하면서 기초 대사량이 높아져 체지방과 뱃살이 감소한다.
퇴행성관절염	무릎 주변의 근육이 단련되어 무릎 연골의 부담이 줄고 퇴행성관절염이 예방된다.

※ 계단 오르내리기의 장점

(1) 육교건 아파트 계단이건 어디에서도 가능하다.

(2) 단시간에 하체의 근육을 단련하는 최적의 운동이다.

(3) 걷기보다 칼로리가 많이 소모돼 다이어트에도 좋다.

(4) 오르기를 할 때 숨이 차는 정도를 보아 심혈관 질환의 발생 위험을 감지할 수 있다.

※ 빨리 걷기(power walking)

걷는 속도가 느린 사람의 심장병 사망 위험이 빠르게 걷는 사람의 2배나 된다는 연구결과가 나오면서 파워워킹에 대한 관심 또한 엄청 높아졌다.

일명 '건강 걷기(health walking)'라고도 부르는 이 운동은 평균적으로 시속 6~8km(1km당 7분 30초~9분 20초)의 속도로 1분당 120~140보를 걷는 것을 말한다. 보통의 걷는 속도보다 세 배 정도 빠른 속도로 최소 30분 이상 걷는 것이 중요하다. 등을 곧게 펴고 팔을 앞뒤로 힘차게 흔들면서 빠른 걸음으로 걷는다. 불필요한 지방을 연소하기 위해 최대한 많은 근육을 이용해야 하는데 운동을 시작한 후 30분이 지나면 체지방이 연소하기 시작하므로 쉽게 지치지 않고 오래 할 수 있는 파워 워킹이 체지방을 태우는 데 훨씬 효과적이다. 목, 어깨, 허리, 다리, 근육이 강화되고 몸의 균형을 잡는 기능이 향상되며 소화 기능이 좋아지고 골다공증을 예방하며 기분 전환이 되어 심리적 안정 효과가 있다.

하루 30분만 활기차게 걸으면 당뇨병을 예방하고, 혈압, 콜레스테롤의 수치가 강하하는 등 심장마비에 걸릴 위험이 50%나 낮아진다. 또 다이어트에도 효과적이며, 일주일에 20시간 걸을 경우 뇌졸중 발생을 40%나 낮출 수 있다는 것이다.

※ 운동은 충실한 '혈관 청소부'

운동을 하면 좋은 콜레스테롤인 HDL 수치가 높아지고 혈압과 혈당은 떨어진다. 특히 유산소 운동을 하면 혈관 내피에서 산화질소(NO)가 분비되는데, 이 물질은 혈관 확장에 중요한 역할을 한다. 유산소운동에는 걷기, 조깅, 자전거타기, 수영 등이 있다. 게을러서는 안 된다. 틈나는 데로 부지런히 운동을 해야 한다.

과거에 성인병이라 부르던 것을 이제는 생활습관병이라고 부르게 되었다. 모든 질병은 좋지 못한 생활습관에서 발생한다. 게으른 사람이 질병에 걸릴 확률이 높은 것은 당연한 이치다. 건강할 때 건강을 지켜야 한다. 병이 나서는 이미 늦다. 당장 아무 운동이라도 하자. 운동으로 10~20년을 젊게 살 수 있다고 하니 그보다 더 좋은 보약이 어디 있겠는가? 병든 50대는 60대로 보이고 건강한 50대는 40대로 보이니 두 사람의 연령차는 20년이 될 것이다.

운동, 정말 최고의 보약이다. 여러 운동 중에서도 걷기가 가장 무난하고 부담이 없다, 건강의 제1 조건은 혈관일 것이다. 이 혈관이 병들지 않고 정상화할 수 있도록 예방하는 방법이 바로 걷기라는 것이다. '몸은 많이 움직일수록 더 건강해진다'라는 말이 있다. 많이 움직일수록 혈관이 더 깨끗해지는 것이다. 노년에 관절이 나빠질 경우 운동을 할 수 없게 된다. 그 결과 혈관에 노폐물이 쌓여 고혈압, 당뇨, 치매, 뇌졸중, 심근경색 등과 같은 질환이 발생할 가능성이 높아진다. 그러므로 무릎에 이상이 오기 전부터 운동을 열심히 해야 한다. 보통의 발걸음으로 매일 하루 8,000보만 걸으면 된다. 아마 1시간 정도의 시간이 소요될 것이다.

가령 1만 보를 걸을 경우에는 약 1시간 20분이 소요되고 거리는 약 7~8Km가 될 것이다.

하지만 연령대별로 걸음 수가 차이가 날 수 있으므로 연령대에 맞도록 하면 될 것이다. 강렬한 의지를 가지고 바로 지금부터라도 당장 시작해야 한다. 그렇게만 하면 혈관이 맑고 깨끗해지기 때문에 어떠한 질병도 침범할 수 없을 것이다.

(2) 근력운동

노화는 하체부터 시작하기 때문에 유산소운동 외 근력 운동을 별도로 해야 한다. 그 비율은 7 : 3이 적합하다. 근력 운동으로는 팔굽혀펴기, 스쿼트, 런지, 스텝퍼, 덤벨, 케틀벨, 레그프레스 등이면 충분하다. 헬스장에 갈 필요 없이 이런 간단한 기구들을 준비하여 가정에서도 얼마든지 할 수 있다. 다만 그 의지가 중요할 뿐이다. 실로 40대 이후부터 근력 운동을 하지 않고 방치할 경우 매년 1%씩 근육량이 감소하게 됨을 상기해야 할 것이다. 근육량이 감소하여 나타난 질환을 '근감소증'이라고 부르는데 이런 증상이 나타나면 보행과 일상생활에 장애가 초래되고 나아가 2차 질환으로 낙상, 골절, 균형 장애, 인지 장애, 심혈관질환, 당뇨병 등이 유발되기 때문에 심각하지 않을 수 없다. 근육은 당을 흡수하고 지방을 분해함과 동시에 췌장의 인슐린 분비 기능도 강화한다. 또 심장의 비대를 억제하고 간에서는 지방을 감소시키는 데 일조한다. 뇌에서는 인지기능을 향상시키고 뼈의 조골세포를 생성하며 혈관을 생성하기고 한다. 이처럼 근육은 우리 인체 전반에 두루 영향을 미치고 있기 때문에 절대 '근감소증'이 나타나지 않도록 항상 유산소운동과 아울러 근력운동을 병행해야 할 것이다.

'신체 활동 부족이 음주보다 더 위험하다'라는 말이 있다. 사실 신체 활동 부족은 비단 근육에만 해당되지 않고 골격과 혈관에도 그 영양을 준다는 데 그 심각성이 있다.

한편 근력운동을 하지 않을 경우에는 지방이 증가하고 체중은 변하지 않아도 근육이 감소하게 되어 각종 질병의 발병 위험에 노출된다. 즉, 우리 몸의 근육 650개가 서서히 감소하게 되는데 나이 80세가 되면 근육이 절반으로 준다고 한다. 근육이 절반으로 감소하는데 질병이 안 나타날까? 분명 심각한 기로에 접어들 것이다. 자, 그럼 가정에서도 쉽게 할 수 있는 근력운동을 열거해보자.

㉠ 팔굽혀펴기(push-up)

팔굽혀펴기를 하루에 40번 이상 하는 남성은 심장병의 발병 위험을 90% 이상 낮춘다는 연구 결과가 있다.

㉡ 스쿼트(squat)

1세트에 20회씩 하루 3~5세트를 실시하면 상당한 효과를 볼 수 있다. 이 운동은 하체 운동 같지만 실제 전신 운동이다. 쪼그려 앉을 때 고관절, 무릎관절, 다리관절 등 많은 근육들이 연동해서 움직이면서 근력을 단련시켜 준다. 쪼그려 앉는 동작의 반복으로 목 근육은 물론 가슴 근육, 발바닥, 발등 등도 단련할 수 있다. 이 운동은 무릎을 90도로 구부릴 때 체중이 실리므로 근육에 변화를 줄 수 있다. 이때 우리는 체중을 실어 무릎을 구부리고 펴는 기능을 하는 대퇴사두근과 대퇴이두근을 특히 키울 수 있다. 이 중 대퇴사두근은 노화 시점이 빨라서 70세쯤이 되면 1/3이 사라진다는 것이다. 40대부터 매년 1%의 근육이 사라진다는 말은 이제 아주 익숙하게 들린다. 아무쪼록 근력운동을 하지 않고 방치하는 일이 있어서는 안 될 것이다.

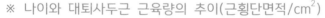

※ 나이와 대퇴사두근 근육량의 추이(근횡단면적/cm^2)

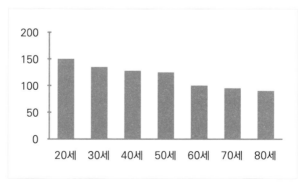

ⓒ 런지(lunge)

스쿼트를 한 후 계속해서 1세트에 20회씩 하루 3~5세트를 실시하면 상당한 효과를 볼 수 있다.

ⓔ 스텝퍼(stepper)

스텝프는 가정에서 하는 계단 오르기 기구로서 그 효과는 상상을 초월할 정도다. 이 기구는 가격이 저렴하기 때문에 편리하게 사용할 수 있다. 1회에 약 20분 정도 실시하면 하체 운동에 괄목할 만한 효과를 볼 수 있다.

ⓜ 덤벨(dumbbell), 아령, 바벨

이 운동은 상체 근력도 키워야 하므로 2~3일 간격으로 20분 정도 실시하면 좋을 것 같다. 매일 하면 근육이 손상될 수도 있으므로 삼가는 것이 좋을 듯하다.

ⓗ 케틀벨(kettlebell)

이 운동은 근력 강화, 유산소운동, 칼로리 소모, 심폐조절력 강화, 악력 강화, 유연성 강화, 코어 근육 강화, 팔다리 근육 강화, 허벅지 근육 강화 등 전신 운동이나 다름없다. 여성은 8kg, 남성은 12kg이 적합하지만 모래를 채워 무게를 더 늘릴 수 있다. 특히 스윙 운동은 무릎을 약간 굽혀 케틀벨을 다리 사이로 넣었다가 무릎을 펼 때 들어 올리는 동작으로 매일 1세트에 20회씩 5세트로 하여 총 100회 동작을 하면 상당한 효과를 볼 수 있다.

ⓢ 레그프레스(legpress)

이 기구는 다시 고가(高價)이기는 하지만 허벅지 근육 강화에 필수적인 것이다.

※ '용불용설(用不用說, the use and disuse theory)'
자주 사용하는 기관은 세대를 거듭함에 따라 발달하고 사용하지 않는

기관은 퇴화하여 없어지게 된다는 학설이다.

라마르크(Lamarck, J.)가 제창한 진화설로 생물에는 환경에 대한 적응력이 있다고 보았으며 이러한 발달과 미발달은 후손에게 유전된다고 하였다.

이와 유사한 용어로 '폐용증후군(廢用症候群)'이란 말이 있다. 우리 인체의 경우 각종 질환 때문에 심신과 뇌의 활동이 떨어지면 그 기능이 쇠약해져 제 기능을 다하지 못하고 마는 증상을 말하는 것이다.

가령 골절(骨折) 등으로 근육을 전혀 사용하지 않을 경우 근육이 저하되는 양은 하루 약 3% 이상이나 되며 고령자일 경우 한 달만 누워 있어도 대부분 제힘으로 걸을 수 없게 된다고 한다. 'use it, or lose it(사용하지 않으면 잃을 것이다)'.

즉, 사용하지 않는 팔다리나 장기는 에너지를 공급받지 못한다는 말이다. 이와 같은 폐용증후군은 뼈, 관절, 피부, 뇌, 심장, 폐 등 신체 전반에 그 영향을 미치게 되므로 열심히 걸어서 신체의 기능을 상실하지 않도록 해야 할 것이다.

즉, 나이와 상관없이 근육이나 뇌신경세포를 계속 사용하면 더욱 향상하게 된다는 말이다. 그 반대로 걷지 않으면 뇌도 제대로 활동하지 못하게 돼버린다.

수영, 자전거타기 등 여러 가지 운동이 있지만 저강도로 약 1시간에 8,000보 정도만이라도 매일 열심히 걸어도 병 없이 살 수 있다. 1시간씩 운동할 때마다 2시간의 수명 연장 효과가 있다는 연구 결과도 있다.

걷기는 시간만 들 뿐 그 외는 어떤 제약도 없다. 달리기는 무릎에 부상을 입을 수 있고 사이클링은 자전거가 있어야 하고 수영은 돈이 있어야 한다. 이에 반해 걷기는 언제 어디서나 시간만 투자하면 된다. 다만 달리기를 하는 시간보다 약 1.5~2배만 투자하면 그와 비슷한 효과를 거둘 수 있다.

하버드 의대의 '걷기냐 달리기냐'의 30년 논쟁도 끝났다. 걷기에 손을 들어준 것이다. 걷지 않으면 모든 것을 잃는다.

바로 지금 당장 시작하자.

하지만 극단적인 예도 있음에 유의해야 한다. 그중 하나는 너무 많이 사용해서 신체 각 부분이 상하는 것이고, 다른 하나는 너무 사용하지 않아 기능이 사라진다는 점이다. 그러므로 중용을 택하여 우리의 신체를 단련해야 할 것이다.

4. 귀잠

하루에 최소한 6시간의 숙면을 취한다. 충분하게는 7시간 30분 정도의 수면을 요한다.

수면이 부족하면 노화를 재촉하므로 절대 수면이 부족하지 않도록 한다.

⑴ 잘 자는 것이 건강의 시작이다

잘 자는 것은 잘 먹고 꾸준히 운동하는 것만큼 중요하다. 생체 리듬에 맞춰 규칙적으로 충분한 시간 동안 숙면을 취하는 것을 두고 좋은 잠이라고 한다. 자고 나서 개운하고 머리가 맑으며 기분이 상쾌하면 그것이 바로 좋은 잠인 것이다.

우리가 하루 24시간을 살아가면서 가장 많은 시간을 보내는 게 잠자리다. 수명의 1/3을 잠으로 보내는 셈이다. 우리 인체는 멜라토닌이라는 수면 호르몬으로 밤이 되면 졸리기 시작한다. 멜라토닌은 해가 지면 분비되기 시작해 새벽 2~4시에 최고로 분비된다. 하지만 50대가 되면 20대의 절반 정도로 분비된다. 고령화할수록 점점 불면증에 시달리는 이유가 바로 멜라토닌의 분비 부족 때문이다. 그런데 불면증의 양상은 여러 가지로 나눌 수 있다. 즉, 아예 잠들기가 어렵거나, 밤에 자주 깨거나, 새벽에 너무 일찍 일어나거나 한다.

조사 결과에 따르면 현재 55세 이상의 65%가 불면증에 시달리고 있다고 한다. '잘 자야 오래 산다'는 말이 있지만 수면 시간이 길어야 한다는 뜻은 아니다. 즉, 수면의 품질이 좋아야 한다는 뜻이다. 우리가 잘 잤다고 생각할 수 있지만 그게 착각일 수도 있는 것이다. 눈만 감고 있었지 뇌는 깨어 있기 때문에 숙면을 못할 때도 많다. 어떤 사람은 4시간만 자도 다음 날 거뜬하게 일어나 활발하게 활동하지만 7~8시간을 자야만 피로가 풀린다는 사람도 있다. 성인은 보통 6~8시간의 수면 시간을 갖는 것이 적당하며 다음 날 일어났을 때 개운하다고 느낄 때가 자신에게 맞는 수면 시간인 것이다.

⑵ 수면 부족이 노화를 촉진한다

수면이 부족해지면 코티솔(cortisol)이라는 스트레스 호르몬이 증가하고 행복 호르몬이라는 세로토닌(serotonin)은 감소하게 된다. 즉, 수면 부족은 세로토닌을 감소시키고, 세로토닌이 감소하면 편안한 수면을 취할 수가 없다. 하루에 6시간 미만의 수면을 취하는 수면 부족 상태에 있는 사람은 바이러스에 감염되거나 심장병, 뇌졸중이 생길 확률이 정상적인 수면을 취하는 사람보다 50% 이상이나 높다고 한다. 하지만 이러한 수면 부족 상태가 노화를 일으키는 주요인임에도 불구하고 사람들은 그것에 대해 크게 걱정하지 않는다.

⑶ 세로토닌(serotonin)이 활성화되는 식생활 및 건강 원칙

세로토닌은 '혈액(sero)'에서 분비한 '활성 물질(tonin)'이라는 뜻이다. 이 물질은 행복과 안정감을 주는 신경 전달 물질로도 알려져 있다. 실제로 세로토닌의 수치가 낮은 사람들은 감정이 불안정하고 근심과 우울증에 빠지기 쉽고, 충동적이고 자살 위험이 높으며 수면 장애가 나타난다는 연구 보고가 있다. 그러면 어떻게 하면 세로토닌을 활성화할 수 있을까? 이제 그 방법을 찾아보자.

ⓐ 트립토판(tryptophan)이 함유된 음식을 충분히 섭취한다.

우리의 뇌에서는 트립토판으로부터 세로토닌을 만드는 화학 반응이 끊임없이 일어난다. 따라서 세로토닌의 분비를 늘리기 위해서 트립토판을 충분히 섭취해야 한다. 이 트립토판은 필수 아미노산이기 때문에 우리 인체에서 만들어지지 않는다. 그러므로 음식을 통해서만 섭취해야 한다. 두유, 두부, 콩, 아몬드, 호두, 땅콩 등에 많이 함유돼 있으므로 평소 견과류나 콩류를 많이 섭취하면 우울한 감정이나 근심스런 마음에서 해방되어 편안한 수면을 취할 수 있는 것이다. 즉, 트립토판이 비타민 B$_6$에 의해 세로토닌이 된 다음 멜라토닌으로 전환되는 것이다. 또 바나나에도 멜라토닌과 세로토닌이 들어 있는데 다만 저녁에 먹어야 수면 효과가 있다고 한다.

하지만 흡연, 알코올 남용, 설탕 과잉 섭취, 단백질 과잉 섭취, 저혈당증과 당뇨병과 같은 혈당 장애, 각종 영양소의 결핍 등과 같은 요인이 있을 경우 트립토판이 세로토닌으로 전환하는 과정을 손상시켜 세로토닌의 수치를 경감시키게 되므로 그와 같은 요인을 바꿔 건강한 생활 습관을 유지해야 할 것이다.

ⓑ 나이아신, 비타민 B$_6$, 마그네슘이 풍부하게 함유된 식품을 섭취한다.

나이아신, 비타민 B$_6$, 마그네슘은 트립토판이 세로토닌으로 만들어지는 데 반드시 필요한 부재료이다. 나이아신, 비타민 B$_6$이 많이 함유된 식품에는 현미, 통밀, 땅콩, 표고버섯, 느타리버섯 등이 있고, 마그네슘이 풍부하게 함유된 식품에는 견과류, 대두, 현미, 통밀, 시금치, 무청, 채소류 등이 있다.

ⓒ 과도한 다이어트를 피한다.

과도하게 식사량을 줄이면 뇌로 포도당의 공급이 원활하게 이루어지지 않아 트립토판이 뇌로 이동하지 못하게 된다.

ⓓ 걷기 운동을 하루 30분 이상 한다.

걸을 때의 진동은 뇌간을 자극하면서 세로토닌을 분비시킨다. 그래서 걷는 것을 '세로토닌 발전소'라고 표현하기도 한다. 걷기를 시작하면 5분

후부터는 세로토닌이 활성화되고, 15~30분이 되면 그 활성화가 정점에 이른다. 하지만 피로해질 경우 젖산이 세로토닌의 분비를 억제하기 때문에 중단하는 것이 좋다.

ⓔ 음식을 최대한 많이 씹는다.

음식을 많이 씹을수록 세로토닌이 많이 분비된다. 그러므로 평소 음식을 꼭꼭 오래 씹어서 세로토닌 분비를 늘리는 습관을 들이는 것이 좋다. 또 껌을 씹고 5분이 지나면 세로토닌이 분비된다.

ⓕ 비타민 C가 세로토닌 생산에 관여한다.

⑷ 행복 호르몬인 세로토닌이 부족하면 수면 호르몬인 멜라토닌도 부족해진다

세로토닌은 뇌에 존재하고, 수면과 밀접한 관계를 맺고 있는 중요한 물질이며 정서에도 깊이 관여한다. 일명 '행복 호르몬'이라고도 한다. 감정을 가라앉히는 기능을 하는 이 호르몬은 공격성을 나타내는 노에피네프린(norepinephrine), 중독성이 있는 엔도르핀(endorphin)과 도파민(dopamine)의 과잉 분비를 조절한다.

이 호르몬이 부족하여 나타나는 증상들을 살펴보면 자살, 우울증, 공황장애, 심각한 심적 고통, 불안감, 공포감, 강박증, ADHD(주의력 결핍 증후군), 사회 공포증 등의 증상이 유발된다. 그러므로 밝은 빛, 주로 오전의 햇빛, 주로 오전의 야외 활동 등을 통해 세로토닌의 분비를 촉진하는 환경을 만들어야 한다.

가령 우울증 환자의 경우 숲 체험을 통해 명상으로 모든 생각을 지우고 현재의 생각에만 집중해야 하며 오감을 통해 자연의 신비를 느껴야 한다.

⑸ 세로토닌 분비를 증가시키는 방법
ⓐ 삼림욕으로 대자연을 호흡한다.
ⓑ 주로 오전에 햇볕을 쬔다(피로감 해소, 수면 시간 증가).
ⓒ 자연 친화적인 생활환경(물소리, 새소리, 바람소리 등)으로 자연과

하나가 되는 것이다.

ⓓ 천천히 꼭꼭 씹어 먹는 식습관을 들이면 신경을 자극하여 세로토닌이 많이 분비된다.

ⓔ 많이 걷고, 심호흡하는 습관을 들인다.

ⓕ 운동을 하면 몸뿐 아니라 뇌에도 많은 혈액을 공급하며 세로토닌의 분비를 증가시킨다.

⑹ 20살과 60살의 멜라토닌 생산량의 비교

멜라토닌은 뇌의 송과체에서 주기적으로 분비되는 빛에 민감한 호르몬이다. 분비 지속 시간은 어둠의 길이에 달려 있다. 그러므로 분비되는 멜라토닌의 총량은 여름보다 겨울이 더 많다. 멜라토닌의 생산은 5살쯤에 최고조에 이르고 그 후부터 하향 곡선을 그리기 시작하여 청소년기에는 급격하게 감소한다. 45세 정도가 되면 송과체가 위축되기 시작하여 멜라토닌을 생산하는 세포를 잃게 되는데, 특히 60세가 되면 원래 생산량의 약 80%를 잃게 된다. 잠을 이루지 못하는 이유가 바로 여기에 있다. 즉, 노화가 시작되는 것이다. 20세 때는 멜라토닌의 생산량이 80pg/ml이지만 60세가 되면 10pg/ml까지 곤두박질한다. 멜라토닌은 빛과 어둠을 감지하고 계절의 변화도 알아낸다. 이와 같은 방법으로 멜라토닌은 신체의 24시간 리듬(circadian rhythm, 서캐디안 리듬)이 생체 리듬을 조절하는 것을 돕는다.

멜라토닌은 강력한 항산화제이기 때문에 이 물질이 생산되지 않는다는 것은 노화의 재촉은 물론 면역력이 급격히 하락하면서 모든 질병에 노출된다는 것을 의미한다.

⑺ 숙면의 중요성

하루 6시간 미만의 수면을 취하는 사람은 그렇지 않은 사람보다 바이러스에 감염되거나 심장병, 뇌졸중에 걸릴 확률이 50% 이상 높다. 노화를 일으키는 주요 요인인 수면 부족은 정신 능력이 감퇴하거나 과식을 초래하기도 한다. 하지만 사람들은 수면 부족이 노화의 주요 요인인데도 별로 신경을 쓰지 않는다.

하지만 수면 부족이 지속되면 사망을 불러올 수도 있다는 점을 경계하지 않으면 안 될 것이다.

⑻ 숙면에 좋은 음식

ⓐ 호박 : 이뇨 작용과 해독 작용을 하는 호박은 삶거나 구워서 먹으면 숙면에 좋다.

ⓑ 차조기 : 항스트레스 작용이 있으므로 차조기 20g에 적정량의 불을 붓고 달여서 잠자기 전에 마시면 효과가 있다.

ⓒ 산조인 : 산조인을 볶아서 차처럼 끓여서 마시면 효과가 있다.

ⓓ 상추 : 열을 내려주는 작용이 있어 숙면에 도움을 준다.

ⓔ 토란 : 천연 멜라토닌을 함유하고 있어 불면증에 효과가 있다.

ⓕ 대추 : 뇌 호흡과 순환을 도와 신진대사를 촉진시키므로 효과가 있다.

ⓖ 양파 : 신경을 안정시키고 숙면을 유도하는 성분이 있다. 생양파를 썰어 머리맡에 두면 효과가 있다.

ⓗ 연근 : 잠을 유도하는 멜라토닌 성분이 함유돼 있다.

ⓘ 연자육 : 연꽃의 종자를 말하며 신경을 안정시키는 효과가 있어 한방에서는 불면증 등의 약재로 쓴다.

ⓙ 파 : 성질이 따뜻해 혈액 순환을 돕고 흥분된 신경을 안정시킨다.

ⓚ 바나나 : 바나나에 함유된 세로토닌이 천연 수면제 역할을 한다.

ⓛ 우유 : 우유를 따뜻하게 데워 취침 전에 한 잔 마시면 숙면을 유도해주는 효과가 있다.

ⓜ 오디가 불면증 치료에 도움이 될 수 있다.

ⓝ 말린 새우, 우유, 두부, 무청 등과 같은 칼슘이 함유된 식품은 정신적 긴장을 완화시켜주므로 숙면에 도움을 준다. 그러나 이때 대두, 청국장, 바나나, 아몬드, 옥수수, 시금치 등과 같은 마그네슘이 함유된 식품을 칼슘

함유 식품의 1/2 정도로 섭취하면 효율성을 극대화할 수 있다.

　ⓞ 오가피 : 오가피에는 자율 신경의 균형, 즉 교감신경과 부교감신경의 균형을 회복하는 진정 효과가 있어 숙면에 도움을 준다.

　ⓟ 저녁 식후 천연식초를 섭취한다. 원액도 좋고, 위장이 안 좋을 경우 1 : 3~1 : 5의 비율로 물을 희석한다.

　ⓠ 취침 전 레몬밤, 라벤더, 캐모마일 등과 같은 따뜻한 허브차가 숙면을 도와준다.

　ⓡ 일명 '쥐오줌풀'이라 불리는 길초근(吉草根)이 신경을 안정시키는 효과가 있기 때문에 자연스레 수면을 유도해준다. 쥐오줌풀이란 명칭에서 알 수 있듯이 냄새가 고약하긴 하지만 스트레스를 풀어주고 근육을 이완시키는 효과가 있어 오래 전부터 불면증 치료로 사용되었다. 식약청에서도 허가하고 있는 이 약은 처방전이 없어도 약국에서 구입할 수 있다. 이것은 'Valerian Root'란 상표로도 판매하고 있다.

　ⓢ 알로에주(酒)를 취침 전에 소주잔으로 한 잔 마시면 불면증에 특효가 있다.

　ⓣ 호두는 불면증이나 신경증[노이로제]에도 효과가 있는 것으로 알려져 있다. 대추를 고아서 그 물로 호두죽을 쒀서 먹으면 효과가 있다.

　ⓤ 셀러리에 불면증을 완화해주는 효과가 있다.

⑼ 잠들기 전의 금지 사항 및 숙면을 위한 생활습관

ⓐ 취침 1시간 30분 전에는 술이나 담배를 삼간다.

ⓑ 취침 3시간 전에는 고강도의 운동을 금한다.

ⓒ 취침 3시간 전에는 음식을 먹지 않는다.

ⓓ 카페인이 함유된 음료는 취침 3시간 이전에 금지한다.

ⓔ 낮잠은 금물이고 정말 졸릴 경우에는 5~15분 정도로 짧게 잔다.

ⓕ 휴일에도 평일과 같은 시간에 자고 일어난다.

ⓖ 잠자리에 들기 1~2시간 전에 30분 정도로 따뜻한 물로 목욕을 해서

체온을 2도 정도 올린다.

ⓗ 규칙적인 생활을 하고, 특히 잠자는 시간을 일정하게 한다.

ⓘ 침실의 온도를 섭씨 18~22도로 유지한다.

ⓙ 수면에 방해가 되는 코 막힘 증상을 제거한다. 코감기로 인해 코가 막히는 증상이 있을 경우 막힌 코의 반대편으로 누우면 위쪽 코 안에 막혀 있던 콧물이 뒤쪽 콧구멍을 통해 아래로 흘러내리기 때문에 코가 덜 막힌다.

ⓚ 베개 주변에 양파나 라벤더 등의 허브를 놓아둔다.

ⓛ 엄지발가락을 여러 번 아래로 구부리거나 발 마사지를 한다.

ⓜ 숙면을 위해서는 저녁 식사를 절대 소식해야 한다. 그리고 저녁 식사에 육식 등 산성식품을 배제하고 알칼리성 식품 위주로 하며 상추, 양파, 키위, 호박, 호두, 차조기 등을 곁들어 섭취한다. 활동하지 않는 저녁 식사의 음식물은 대부분 독소가 되어 혈액을 오염시키게 된다는 점을 상기해야 한다. 깨끗한 혈액을 유지하기 위해 저녁 식사 후에는 물 외는 일절 먹지 않는 식습관이 중요하다.

ⓝ 침실의 온도는 섭씨 18도 정도, 습도는 60% 정도, 침대 내의 온도는 32도 정도가 적절하다.

ⓞ 잠자기 전 모세혈관[모관] 운동을 하면 숙면에 도움이 된다. 이 운동은 누워서 팔과 다리를 들고 흔드는 운동인데, 혈액이 팔다리 말단의 말초신경까지 원활하게 흐르도록 해주어 숙면에 도움을 준다.

⑽ 아로마 요법(aromatherapy)으로 숙면을 유도한다

ⓐ 취침 1시간 전에 아로마 램프를 켜서 향을 발산시킨 후 취침 때 끈다.

ⓑ 라벤더, 로즈메리, 스위트 마조람, 클라니, 세이지, 오렌지 오일 등의 아로마가 숙면을 유도하며 장미도 곁에 두면 효과가 있다.

ⓒ 아로마 오일, 아로마 베개, 허브차 등이 숙면을 유도한다.

참고문헌

1. 김영민 외, 영한과학용어종합사전, 군자출판사, 2003
2. 김항선 지음, 건강 100세 시대 준비서, 지혜의 가람, 2015
3. 박건영 저, 영양과 질병예방, 유한문화사, 2006
4. 박선영 옮김, 오래도록 젊음을 유지하고 건강하게 죽는 법, 로커미디어, 2020
5. 박재현 옮김, 혈관이 살아야 내 몸이 산다, 이상미디어, 2011
6. 박정숙 역, 오키나와 프로그램, 청림출판, 2002
7. 박준형 옮김, The End of Alzheimer's 알츠하이머의 종말, 2018, 토네이도 미디어그룹
8. 심리나 역, 텔로미어, 쌤앤파커스, 2013
9. 안덕균 감수, 韓方家庭療法大全, 한국도서출판중앙회, 1991
10. 오홍근 감수, 정성한 옮김, 백과사전 자연의학, 전나무숲, 2011
11. 원태진 역, 셀레늄과 성인병, 생명과학, 1988
12. 유진규 옮김, 죽을 때까지 치매 없이 사는 법(The Alzheimer's Solution), 부키, 2020
13. 유태우 옮김, 내몸 젊게 만들기, 김영사, 2009
14. 이계호 지음, 태초먹거리, 그리심어소시에이츠, 2015
15. 이영래 옮김, 플랜트 패러독스, 쌤앤파커스, 2018
16. 이영진 지음, 몸 안의 활성산소를 제거하라, KBS문화사업단, 1998
17. 이준 외 옮김, 혈액을 맑게 하는 식품영양사전, 중앙생활사, 2007
18. 이진원 역, 혈관이 수명을 결정짓는다, 다산출판사, 2015
19. 이한음 옮김, TELOMERE EFFECT 늙지 않는 비밀, 알에이치코리아, 2018
20. 전선영 옮김, 식사가 잘못됐습니다, 더난출판, 2018
21. 정동효 외, 식품생명과학용어사전, 신일북스, 2009
22. 정동효 외 공저, 식이섬유의 과학, 신광문화사, 2004

23. 주종대 지음, 면역력, 식생활로 정복하라, 2015
24. 한국식품과학회, 식품과학사전, 교문사, 2012
25. 홍성민 옮김, 죽기 전까지 걷고 싶다면 스쿼트를 하라, 동양북스, 2018
26. WALTER C. WILLETT, EAT, DRINK, and BE HEALTHY, 2005

※ 최신 정보는 인터넷을 일부 참고함.

혈관오염을 막자

인쇄일 : 2020년 4월 30일
발행일 : 2020년 4월 30일
저 자 : 주 종 대
발행처 : 뱅크북
신고번호 : 제2017-000055호
주 소 : 서울시 금천구 가산동 시흥대로 123 다길
전 화 : (02) 866-9410
팩 스 : (02) 855-9411
이메일 : san2315@naver.com
ISBN 979-11-90046-09-1(03510)